GUTE-NACHT-YOGA FÜR KINDER

Der sanfte Weg zu mehr Gesundheit, Selbstvertrauen und Konzentration

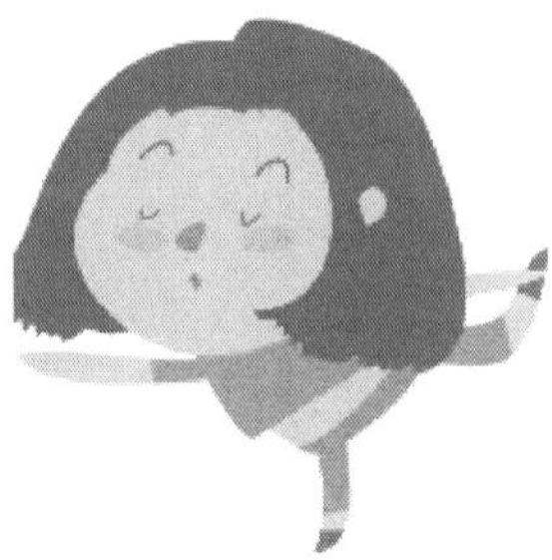

Nina Weick

Nina Weick

1. Auflage 2022

Inhalt

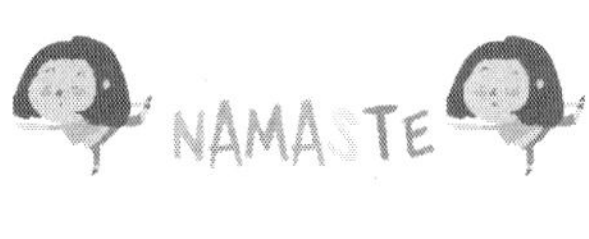

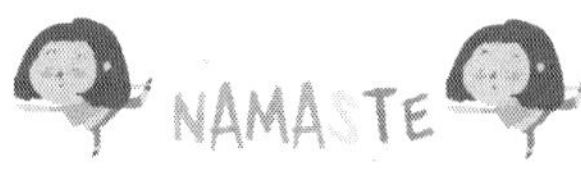
NAMASTE

Vorwort

„DAS BESTE IST DIE TIEFE STILLE, IN DER ICH
GEGEN DIE WELT LEBE UND WACHSE

UND

GEWINNE, WAS SIE MIR MIT FEUER

UND

SCHWERT NICHT NEHMEN KÖNNEN."

GOETHE

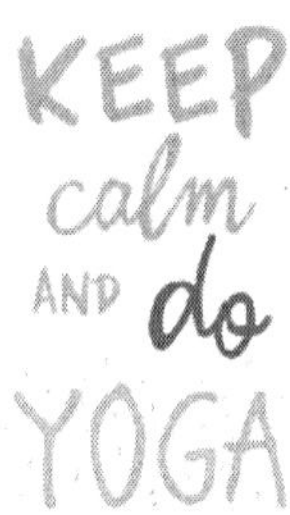

In diesem Ratgeber entführe ich Sie und Ihr Kind in eine neue Welt voller Entspannung und Stressabbau. Kinderyoga wird in Indien schon seit vielen Jahrzehnten betrieben.

In den westlichen Ländern hat sich der Sport für die Kleinsten erst in den vergangenen Jahren durchgesetzt. Da Sie dieses Buch bereits in den Händen halten, gab es mit Sicherheit einen Auslöser, der den Kauf am Ende bestimmte.

Geschrieben wurde dieser Ratgeber in Zeiten von Corona. Wer das Buch in einigen Jahren liest, wird das Virus hoffentlich nur noch aus Erzählungen kennen. Die Pandemie war der Auslöser dafür, dass immer mehr Kinder unausgeglichen und gestresst in den Kinderzimmern saßen, wenn die Schulen überhaupt einmal hin und wieder geöffnet waren. Eltern fällt es vielleicht nicht sofort auf, wenn die Kids beschäftigt sind. Doch spätestens beim Zubettgehen waren Stress und Unausgeglichenheit zu spüren.

Mit Kinderyoga haben Sie die Möglichkeit, Ihrem Kind Achtsamkeit, Sicherheit im Alltag, Stressabbau und viele weitere Vorteile zu bieten. Unterschiedliche Personen zeigen die Posen.

Namaste.

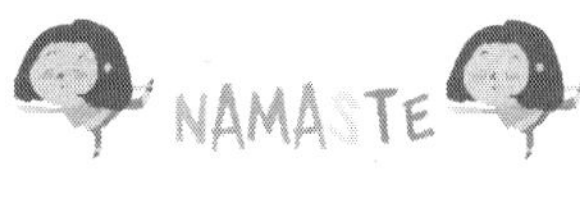

Kapitel 1: Die Grundlagen des

Kinderyoga

Was ist Kinderyoga? Durch kindgerechte Übungen, die auf der Basis des Yoga verlaufen, können Kinder entspannen, den Körper und die Sinneswahrnehmungen schärfen und die Muskulatur verbessern. Kinderyoga ist eine sportliche Betätigung, die sich auf den ganzen Körper und den Geist auswirken kann. Die positiven Wirkungen des Yoga sind mit Sicherheit bekannt. Um sie trotzdem noch einmal zu verdeutlichen, möchte ich an dieser Stelle die Beweglichkeit, die Kräftigung der Stützmuskulatur und das allgemeine Wohlbefinden ansprechen.

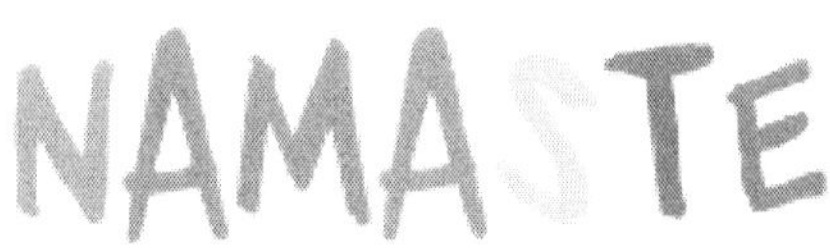

Insbesondere heute in der digitalen Zeit, in der Kinder mit unglaublich vielen Informationen überflutet werden, ist die Reizübersteuerung bei vielen Kids in frühen Altersklassen bereits zu bemerken. ADHS und weitere Erkrankungen werden zu einem Standard-Symptom innerhalb der Gesellschaft.

Mit Kinderyoga haben Sie die Möglichkeit, Ihrem Kind die Ruhe und Ausgeglichenheit zu vermitteln, die es in einer schnelllebigen Zeit benötigt. In den nachfolgenden Kapiteln werden Sie mehr zu dem Thema Yoga, bezogen auf kindgerechte Übungen, und dem wirkungsvollen Effekt dessen erfahren.

Das Kinderyoga unterscheidet sich von dem klassischen Yoga für Erwachsene nur in seinen Übungsabläufen. Durch bestimmte Übungen werden geistiges und körperliches Wohlbefinden ermöglicht bzw. gestärkt.

Yoga stammt ursprünglich aus Indien und hat eine lange Tradition. Der geistige und körperliche Übungsweg wird in Indien bis heute befolgt. Bei uns in Deutschland wird Yoga als ganzheitliche Übungsmethode gedeutet.

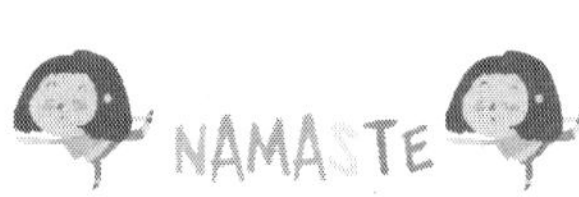

Viele Jahre stand Yoga als Übungspraxis für Erwachsene im Fokus, doch heute weiß man, dass auch Kinder von diesen Bewegungen profitieren können.

Die Philosophie des Yoga

Yoga ist viel mehr als eine körperliche Ertüchtigung oder ein Weg zur Entspannung. Es liegt ihm eine umfassende Philosophie zugrunde. Bis heute ist es das Ziel von Yoga und dessen Praktifizierung, den Geist zu schulen und eine Vollkommenheit zu erreichen. Die Ablenkung durch die Äußerlichkeiten des Alltages sind schon bei den Kleinsten der Gesellschaft sehr hoch. Yoga hilft dabei, sich zu entspannen, den Fokus auf die eigenen Bedürfnisse zu lenken und Ruhe in den Organismus zu bringen. Die körperlichen Übungen, die Atemtechniken und die Besinnung auf das eigenen „ICH", dienen alle dem Ziel, sich selbst besser zu verstehen, kennenzulernen und der Hektik des Alltages zu entkommen.

Yoga dient allerdings auch dazu, die Gedanken positiv schweifen zu lassen und sich von inneren Zwängen und Mustern zu befreien, um glücklicher und energievoller den Alltag zu beschreiten.

Aus westlicher Sicht kann Yoga mit all seinen Verknotungen etwas seltsam erscheinen, es ist jedoch frei von Religionen und Weltanschauungen.

In westlichen Kulturen wird das Hatha-Yoga praktiziert. Es verbindet den harmonischen Ausgleich zwischen dem inneren Wohl und den äußeren Ansprüchen.

Ziel des Hatha-Yoga ist es, körperlich und auch geistig, flexibel zu sein. Es geht bei allen Entspannungsübungen, körperlichen Tätigkeiten und Atemübungen um den Bezug zum eigenen Körper und Geist.

Kinder profitieren noch aus anderer Sicht. Yoga macht Spaß, es schafft einen Ausgleich zur digitalen Welt und kann körperlich für mehr Flexibilität sorgen.

Unterschiede zwischen Kinderyoga und Erwachsenenyoga

Wie sehr unterscheidet sich das Kinderyoga von dem der Erwachsenen. Wer selbst regelmäßig Yoga betreibt, wird die meisten Abläufe kennen.

Der größte Unterschied zeigt sich in der Art der Vermittlung. Während den meisten Erwachsenen die Übung erklärt wird, sind Kinder selbst normalerweise die Übung.

Erklärt man einem Erwachsenen den herabschauenden Hund, so wird dieser durch die Erklärung in die Position geleitet. Kinder hingegen springen in die Position und beginnen zu bellen.

Darin erkennt man vermutlich den großen Unterschied zwischen Erwachsenen und Kindern, die mit ihrem ganzen Sein und ihren Emotionen die Übung durchlaufen.

Bevor wir nun gleich in das Kapitel zwei übergehen, möchte ich noch einige Hinweise zum Kinderyoga vermitteln.

Wichtige Hinweise

Yoga sollte Ruhe bringen, Ausgeglichenheit und vor allem die innere Anspannung, die selbst unsere Kleinsten schon spüren, vermeiden. Aus diesem Grund ist es wichtig, Kinder nicht zu sehr zu fordern, sie zu zwingen, nun einen Sonnengruß zu absolvieren, wird weniger Erfolg bringen. Deswegen lohnt es sich, mit Ihrem Kind gemeinsam in die Yogastunde zu gehen, welche durchaus zu Hause stattfinden kann.

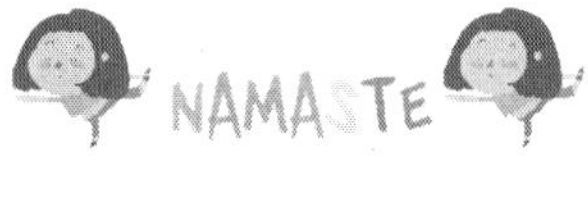

Kapitel 2: Die besten Tipps und Tricks, wie sie Ihrem Kind Yoga näherbringen können

Willkommen im Kapitel zwei. Nachdem wir gemeinsam einige Grundlagen des Yoga besprochen haben, geht es in diesem Kapitel um die Vorteile, die Tipps und die Tricks, die Sie als Erwachsener kennen sollten, wenn Sie Ihrem Kind Yoga lehren möchten. Es steht also die Frage im Raum: was bringt Yoga meinem Kind?

Kinderyoga kann in vielen Bereichen des täglichen Lebens seinen Anklang finden. Beschäftigt man sich intensiver damit, wird schnell offensichtlich, dass Yoga nicht nur eine Entspannungsübung ist, sondern auch die Möglichkeit bietet, den Körper zu schulen. Durch die richtigen Übungen ist es möglich, Kinder von Schmerzen zu befreien und/oder eine Einschlafhilfe zu bieten, um entspannter in den Tag zu starten.

Vorteile des Kinderyoga

Kinder profitieren auf unterschiedliche Weise von Yoga, was durch wissenschaftliche Studien mehrfach belegt wurde. Die Ergebnisse zeigten, dass Yoga Stress abbaut, die Beweglichkeit fördert und unter anderem die Wahrnehmung der Kinder erweitert und die motorischen Fähigkeiten Ihres Kindes zusätzlich verbessert.

Auf die wichtigsten Vorteile werde ich hier noch einmal genauer eingehen:

Yoga Verbessert Kraft und Beweglichkeit

Kinderyoga kann körperlich eine Herausforderung sein. Trotzdem sind die Übungen eine gute Möglichkeit, um den wachsenden Körper zu kräftigen. Viele Sportarten machen nicht den Kinderkörper nicht beweglicher und stärker, sondern fokussieren sich auf einen Körperbereich. Dadurch werden andere Muskeln vernachlässigt. Beim Kinderyoga ist das nicht der Fall, denn durch die fließenden Übungen werden alle Muskeln angesprochen.

Stress und Impulsivität werden gemindert

Kinder stehen immer mehr unter Stress. Die Anforderungen der heutigen Zeit werden durch die digitalen Medien noch weiter ausgebaut. Körperliche Aktivitäten können Stress enorm reduzieren. Yoga ist genau der richtige Weg, um Ihr Kind am Abend vor dem Zubettgehen, noch einmal von dem Stress des Tages zu befreien. Zusätzlich lernen Kinder Disziplin, indem sie ständig neue Positionen ausprobieren und diese immer wieder wiederholen.

Das Selbstbewusstsein steigt

Yoga kann das Selbstbewusstsein Ihres Kindes enorm steigern. Das Erlernen neuer Positionen und das Halten dieser Yogaübung, steigert die Erfolge und gleichzeitig das Bewusstsein. Kinder mit einem geringeren Selbstwert profitieren vom Erlernen der Yogaübungen.

Kinder erlernen die Körperwahrnehmung und die Achtsamkeit des eigenen Körpers

Durch die Yogaübungen lernen Kinder neue Bewegungsabläufe, wodurch sie ihren Körper auf eine ganz neue Weise kennenlernen. Dadurch nehmen sie ihren Körper viel intensiver wahr. Genau das Gegenteil passiert, wenn Kinder beginnen, sich vor einen Bildschirm zu setzen. Von den flackernden Bildern und dem ausgesendeten Licht, werden sie nahezu paralysiert und nehmen weder ihren Körper noch dessen Bedürfnisse wahr.

Gedächtnis und Konzentration werden verbessert

Im Vergleich zu anderen Bewegungsformen kann Yoga dem Kind einige Vorteile bieten. Dazu gehört auch die Verbesserung des Gedächtnisses. Ihr Kind lernt verschiedene Bewegungsabläufe, muss sich diese merken und koordinieren können. Durch das Verinnerlichen der Bewegungsabläufe steigern Kinder die Konzentration und das Gedächtnis.

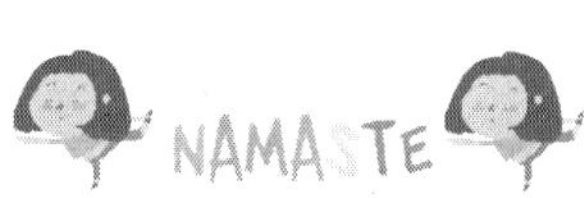

Bei einigen Kindern zeigt sich sogar eine Verbesserung der schulischen Abläufe.

Vorteile für Ihr Kind:

1. Kräftigt die gesamte Muskulatur
2. Flexibilität der Wirbelsäule und Wirbel
3. Unterstützung einer geraden, aufrechten Haltung
4. Stärkung des Immunsystems
5. Förderung des Selbstvertrauens
6. Entwickeln von Selbstbewusstsein
7. Abbau von Ängsten
8. Abbau von Stress
9. Minderung von Hyperaktivität
10. Verbesserung der Aufmerksamkeit
11. Steigerung der Konzentrationsfähigkeit
12. Stärkung ganzheitlicher Gesundheit

Hinweise zu den Gefahren von Kinderyoga

Immer wieder darf man in Fachliteratur über die Gefahren des Kinderyoga lesen. Die dort beschriebenen Gefahren sind jedoch auch beim Erwachsenenyoga deutlich hervorzuheben. Grundlegend kann man sagen, dass Kinderyoga eine der ungefährlichsten Sportarten darstellt.

Auf ein paar Sachen sollte man trotzdem achten:

Der Kinderkörper befindet sich noch in der Entwicklung, weshalb auf starke Kraftanstrengungen zu verzichten ist. Auch übermäßige Dehnübungen sind nicht praktisch.

Achten Sie beim Yoga aber bitte immer darauf, dass Kinder auch beim Umfallen nicht verletzen können und weich fallen. Auch das Auslegen einer Matte ist hilfreich, um sich auf dem harten Boden nicht zu verletzen. Bedenken Sie, dass Yoga im Feien nur auf festen Untergründen erfolgen kann, damit Kinder Bänder und Sehnen nicht überdehnen.

Kapitel 3: Einfache Yoga-Übungen für Ihr Kind

Um mit Ihrem Kind in die Welt des Yoga einzusteigen, sind einige Grundübungen zu Beginn ausreichend. In diesem Buch beziehe ich mich auf das ASANA-Yoga, welches ruhige und beruhigende Körperhaltungen beinhaltet. Es werden in diesem Kapitel Übungen definiert, die Ihrem Kind Ruhe und Gelegenheit vermitteln.

Yoga macht Spaß.

Ab welchem Alter ist ASANA Yoga für Kinder zu empfehlen?

Yoga kann in jedem Lebensalter ermöglicht werden. Hindernisse sind lediglich in der Übungsbandbreite und den Yogastellungen zu finden. Übungen spielerisch vermittelt bekommen sollten Kinder bis zu einem Alter von 4 Jahren. Eine Yogastunde sollte in diesem Fall nicht länger als 10 Minuten betragen. Kinder ab 5 Jahren können sich schon etwas intensiver und länger konzentrieren und schaffen durchaus eine Yogastunde im Zeitintervall von 30 bis 45 Minuten.

Im Alter von 5 bis 7 Jahren mögen Kinder abwechslungsreiches Yoga, welches sich aus Übungen und Geschichten zusammensetzt.

15 einfache *Yoga-Übungen* für Kinder - deren Wirkung und Durchführung

Der Hund, der Frosch oder die Kobra. Das alles sind nicht nur interessante Tiere für die Kleinsten, sondern es handelt sich hierbei um tolle Yoga-Übungen, die Ihr Kind vor dem Schlafengehen erledigen kann. In diesem Kapitel werden Yoga-Übungen für Kinder erklärt, die Sie zu Hause einfach nachmachen können.

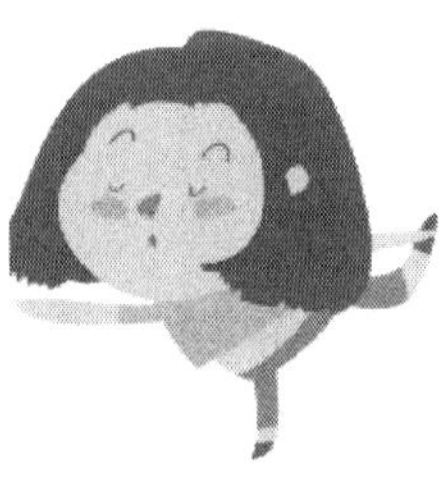

Yoga lernen – Ruhe finden.

Der Sonnengruß

Diese Übung ist für Anfänger optimal geeignet. Sie erfordert noch nicht sonderlich viel Körperspannung und kann zu Beginn einer Yogastunde eingeführt werden. Durch den Sonnengruß werden im Körper alle wichtigen Hauptmuskeln gedehnt und entspannt, gleichzeitig aktiviert sich der Kreislauf und der Körper wärmt sich für weitere Übungen auf.

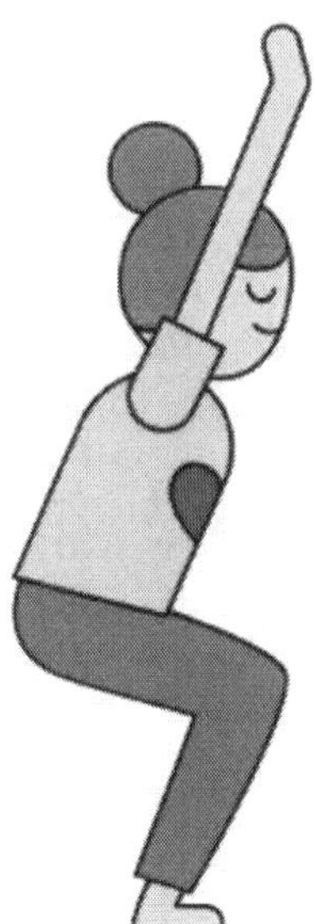

Hallo Sonne.

Schritt-für-Schritt-Anleitung

1. Für den Sonnengruß stellt sich das Kind gerade auf den Fußboden.
2. Nun werden die Beine auseinandergestellt.
3. Die Arme hängen seitlich herunter und sind vollkommen locker.
4. Die Arme langsam nach vorne bewegen, um sie in Höhe der Schultern kurz zu halten.
5. Danach die Arme ausstreichen und seitlich am Körper über den Kopf heben.
6. Ihr Kind sollte die Handflächen nun über dem Kopf zusammenführen.
7. Danach senkt Ihr Kind das Becken, bis es die Haltung sitzend auf einem Stuhl eingenommen hat.
8. Die Arme werden nun langsam nach vorne vor den Körper bewegt, um sie zu den Fußspitzen zu führen.
9. Diese Position wird einige Sekunden gehalten.
10. Danach löst man die Körperhaltung wieder auf.

Der Baum

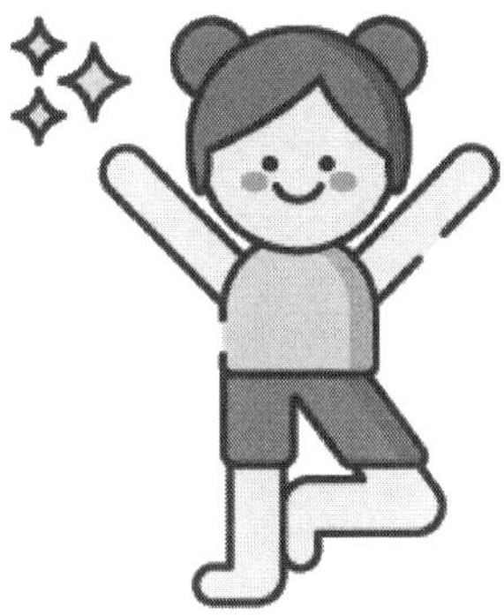

Diese Yoga-Übung dient vor allem dem Gleichgewicht eines Menschen. Sie soll zusätzlich die Wirbelsäule entlasten und gleichzeitig die Möglichkeit geben, die Muskeln im Rücken zu dehnen.

Das bin ich.

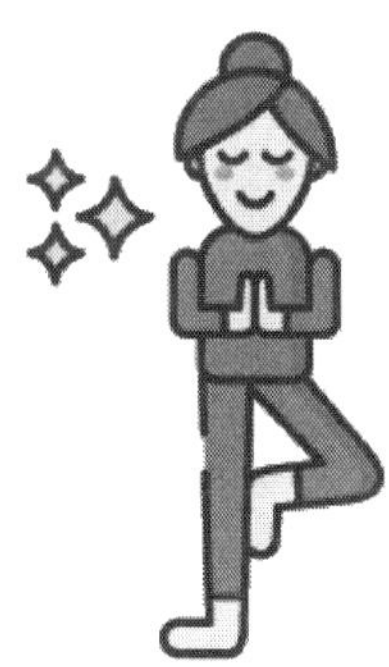

Mama macht mit.

Schritt-für-Schritt-Anleitung

1. Beide Beine werden fest auf den Boden gestellt.
2. Nun wird gleichzeitig das rechte Bein seitlich am noch stehenden Bein hochgeführt. Dabei sollte die Fußsohle zum stehenden Bein zeigen. Zusätzlich werden die Arme vor den Körper geführt und langsam über den Kopf hochgehoben.
3. Das rechte Bein wird angewinkelt und die Fußsohle berührt das linke Bein, um sich dort abzusetzen.
4. Die Arme werden über dem Kopf zusammengeführt und die Handflächen berühren sich.
5. Der Blick führt geradeaus und bleibt kurz für einige Sekunden fokussiert.
6. Danach löst sich diese Position langsam wieder auf.

Der Hund

Der herabschauende Hund ist eine bekannte Yoga-Stellung. Sie dehnt die Wirbelsäule und die Muskeln und schafft Entspannung in diesen Bereichen. Vor allem der Rücken profitiert von dieser Körperhaltung und entspannt sich. Für Kinder ideal gedacht, wenn sie einen langen Tag in der Schule hatten oder mehrere Stunden am Schreibtisch verbrachten.

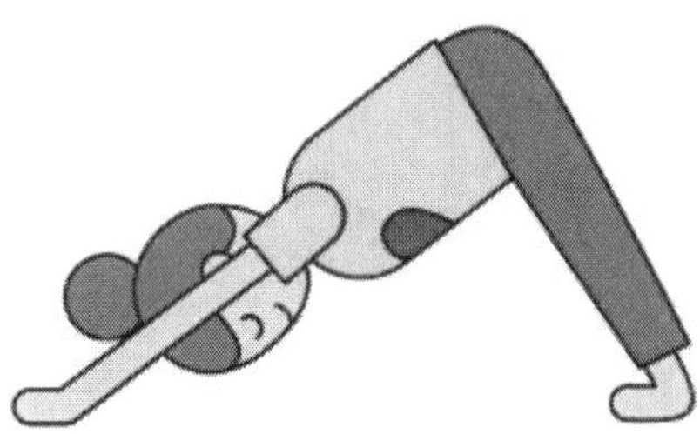

Schritt-für-Schritt-Anleitung

1. Begeben Sie sich in den Vierfüßlerstand.
2. Achten Sie darauf, dass der Rücken gerade ist.
3. Nun heben Sie den Po an und strecken die Beine durch.
4. Das Becken bewegt sich nach hinten, sodass der vordere Rücken durchgestreckt ist.
5. Die Arme strecken sich nach oben verlaufend aus.

Die Kobra

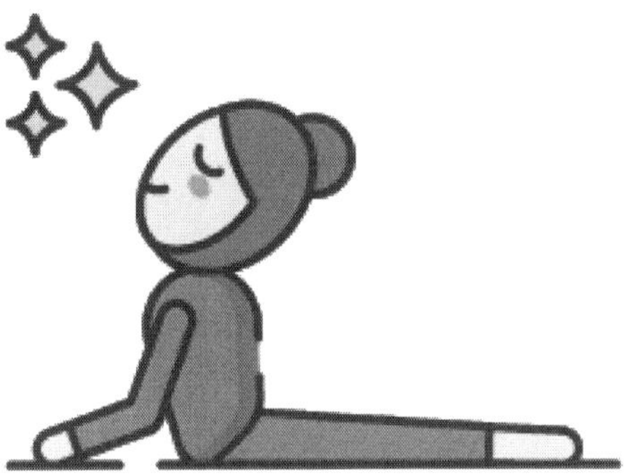

Die ASANA Übung streckt die Wirbelsäule, erweitert den Brustkorb und vertieft die Atmung. Dabei ergibt sich eine tiefe Entspannung, denn durch das wiederholte tiefe Einatmen wird der Körper beruhigt und entspannt. Die Übung baut Stress ab und ist sogar dafür gedacht, die Verdauung anzuregen.

Schritt-für-Schritt-Anleitung

1. Legen Sie sich flach auf den Bauch.
2. Beine und Arme werden parallel neben dem Körper ausgetreckt.
3. Führen Sie die Hände neben den Körper auf Höhe des Bauchnabels.
4. Stützen Sie sich auf den Händen ab und strecken Sie den Oberkörper Richtung Decke.
5. Dabei drücken Sie die Arme und der Oberkörper vom Boden weg.
6. Den Kopf in den Nacken legen und den Blick nach oben richten.

Der Frosch

Diese Übung dient nicht nur der Entspannung der Hüftregion, sondern kann bei Problemen mit dem Verdauungstrakt zur Anwendung kommen. Kinder, die unter Bauchschmerzen leiden, können beispielsweise diese Übung vornehmen.

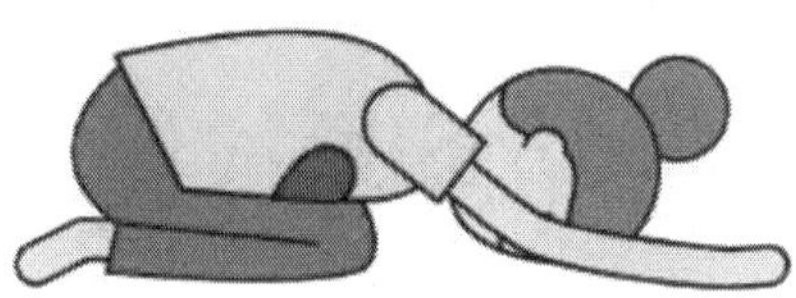

Aus dieser Pose heraus, beginnt die Froschposition.

Schritt-für-Schritt-Anleitung

1. Knien Sie sich auf den Boden oder die Matte und setzten Sie sich mit dem Gesäß auf die Fersen.
2. Die Knie schieben sie hüftbreit auseinander und die Zehen berühren sich.
3. Legen Sie mit einer Vorwärtsbeuge den Oberkörper nach vorne und strecken Sie die Arme nach oben aus. Dabei berühren die Hände den Boden.
4. Der Oberkörper legt sich auf den Oberschenkeln ab.
5. Vergrößern Sie nun den Abstand der Füße, damit sie parallel zu den Knien positioniert sind.
6. Kopf, Nacken und Hals bilden eine gerade Linie.

Die Heuschrecke

Bei dieser Übung spannen sich alle Muskeln des Körpers an und können sich nach der Beendigung der Übung entspannen, was auch eine Entspannung für den Körper bedeutet.

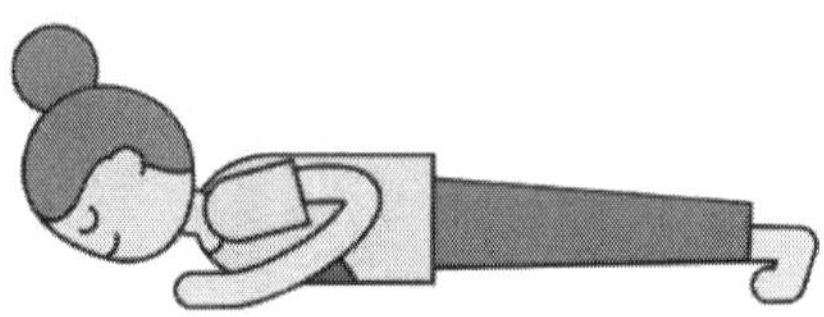

Beine schließlich anheben.

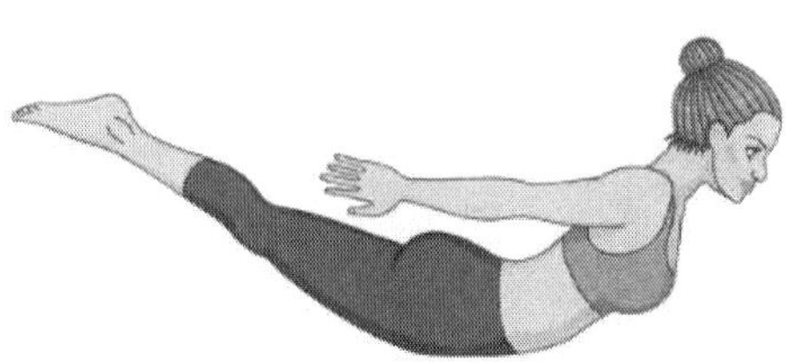

Mama macht es vor.

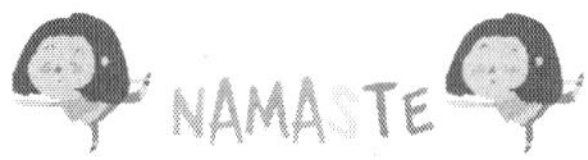

Schritt-für-Schritt-Anleitung

1. Legen Sie sich mit dem Bauch auf den Boden. Die Beine und die Arme werden ausgestreckt und berühren sich.
2. Legen Sie die Stirn nun auf die Matte, dabei müssen Sie die Arme schulterbreit auseinanderziehen.
3. Führen Sie die Beine auseinander.
4. Mit einer Atmung heben Sie den Kopf an und strecken ihn nach hinten.
5. Bei der nächsten Atmung heben Sie die Beine an und spannen die Muskeln an.
6. Die letzte Atmung sieht vor, die Arme nach hinten zu führen und die Muskeln anzuspannen.

Der Hase

Die Yoga-Übung Hase stärkt die Nackenmuskulatur und sorgt durch seine ausgedehnten Chakren für mehr Konzentration. Gleichzeitig kann durch diese Übung ein Ausgleich im Körper stattfinden.

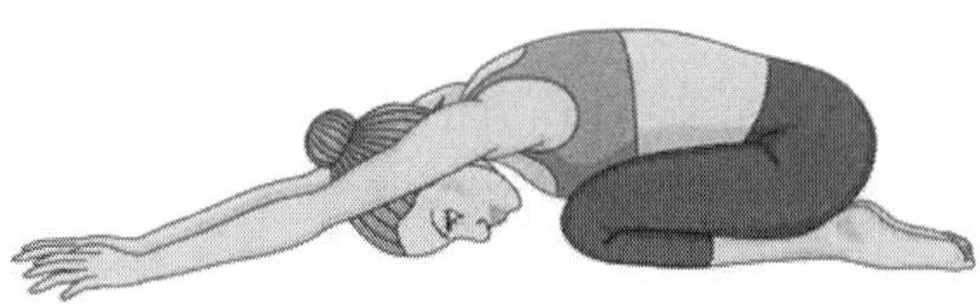

Hiernach die Hände hinter dem Rücken verschränken.

Schritt-für-Schritt-Anleitung

1. Begeben Sie sich in den Vierfüßlerstand.
2. Führen Sie den Kopf zwischen die Hände und setzen Sie ihn dort auf den Boden.
3. Heben Sie die Hände nun vom Boden ab und verschränken Sie diese hinter dem Rücken.
4. Schieben Sie die Arme, soweit es Ihnen möglich ist, Richtung Decke.

Die Katze

Die Katze als Yoga-Übung stärkt den Rücken und dehnt gleichzeitig verschiedene Muskeln am Körper. Gleichzeitig schafft sie Entspannung im Körper, da die Muskelkontraktionen diese hervorrufen.

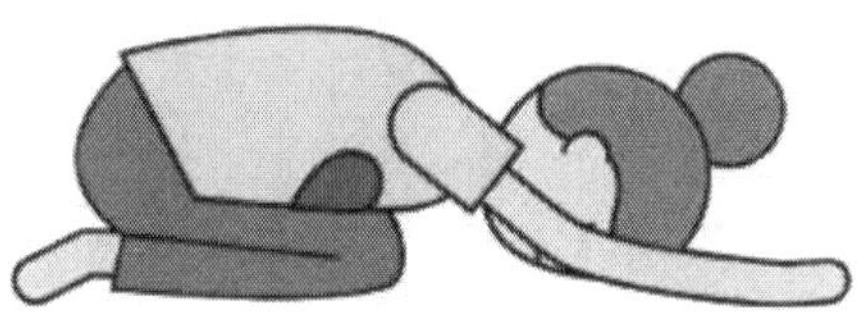

Ausgehend aus dieser Position mit angehobenem Gesäß beginnt die Übung.

Schritt-für-Schritt-Anleitung

1. Begeben Sie sich in den Vierfüßlerstand.
2. Die Handgelenke sind auf dem Boden so ausgerichtet, dass sie in Höhe der Schultern sind und mit ihnen eine Linie bilden.
3. Bei der Ausatmung wird der Rücken gewölbt wie bei einem Katzenbuckel.
4. Beim Einatmen kommen Sie in die normale Position zurück.

Die Maus

Diese Übung kann die Rückenmuskulatur entspannen, wodurch sich auch in weiteren Teilen des Körpers Erleichterung und Entspannung breitmachen kann. Gleichzeitig kann diese Übung die Muskeln mobilisieren.

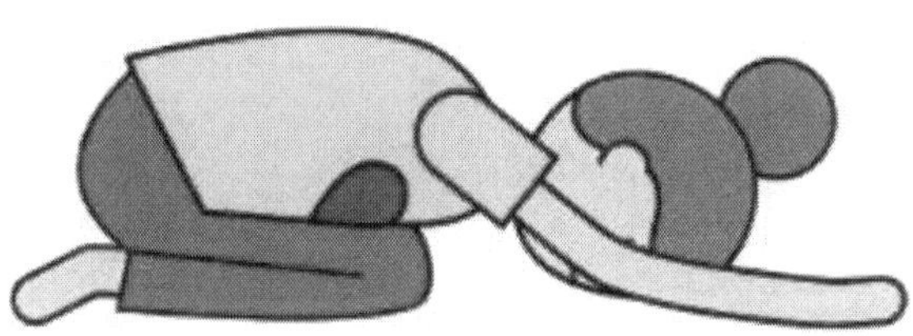

Schritt-für-Schritt-Anleitung

1. Knien sie sich mit geschlossenen Beinen hin. Der Po berührt dabei die Fersen.
2. Biegen Sie Ihren Oberkörper nach vorne und berühren Sie mit diesem die Oberschenkel.
3. Senken Sie das Kinn und die Stirn auf den Boden.
4. Die Arme liegen an Ihrer Körperseite.
5. In dieser Position wird nun entspannt eingeatmet und die Luft durch den Mund in die Freiheit entlassen.

Die Brücke

Die Yogaübung Brücke ist in der Gesamtheit eine Entspannungsübung, die dem Kind die Möglichkeit gibt, den gesamten Organismus zu entspannen. Dabei werden Muskelgruppen angespannt und entspannt, was zur Erholung beiträgt.

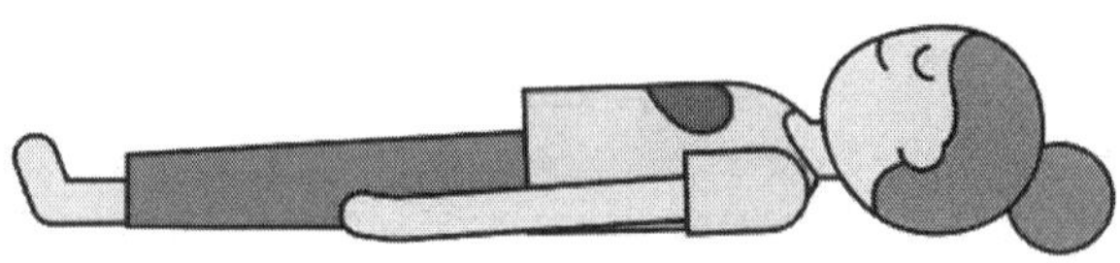

Beginnend aus dieser Pose heraus, wird die Brücke praktiziert.

Schritt-für-Schritt-Anleitung

1. Legen Sie sich auf den Rücken.
2. Ziehen Sie die Beine an den Körper, sodass die Knie einen Winkel bilden.
3. Führen Sie die Arme an die Kopfseite.
4. Drücken Sie sich nun mit dem gesamten Körper in die Höhe, um optisch eine Brücke zu bilden.

Bauchentspannungslage

Bei dieser recht einfachen Übung lernen Kinder, sich und ihren Körper vollkommen zu entspannen. Dabei spielt die Konzentration auf den eigenen Körper und seine Empfindungen eine wichtige Rolle.

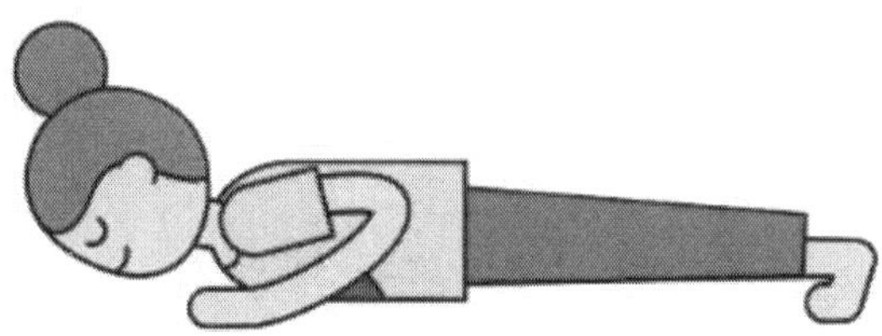

Schritt-für-Schritt-Anleitung

1. Legen Sie sich auf den Bauch.
2. Führen Sie die Zehen zusammen. Die Fersen dürfen locker nach außen fallen.
3. Führen Sie die Hände mit den Fingerspitzen voran in Höhe des Kopfes zusammen und legen Sie die Stirn auf den Händen ab.

Tanzhaltung

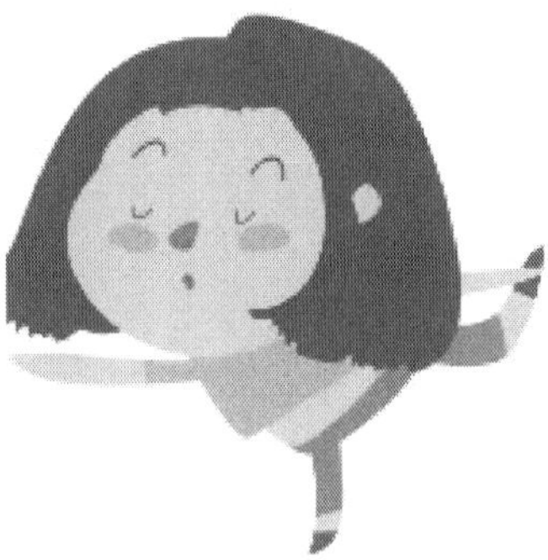

Die Tanzhaltung oder auch der Tänzer, verbessert die Körperbalance und das Gleichgewicht. Energetisch betrachtet, kann diese Haltung stabilisieren, harmonisieren und aktivieren. Sie stärkt die innere Haltung und die geistige Stabilität.

Schritt-für-Schritt-Anleitung

4. Stellen Sie sich mit beiden Beinen fest auf den Boden.
5. Winkeln Sie nun das linke Bein an und erfassen Sie es mit der Hand.
6. Gleichzeitig strecken Sie den anderen Arm nach vorne aus.
7. Versuchen Sie nun, die Fußspitzen des linken Beines nach oben zu ziehen und den Oberkörper leicht nach vorne zu neigen.

Die Kerze

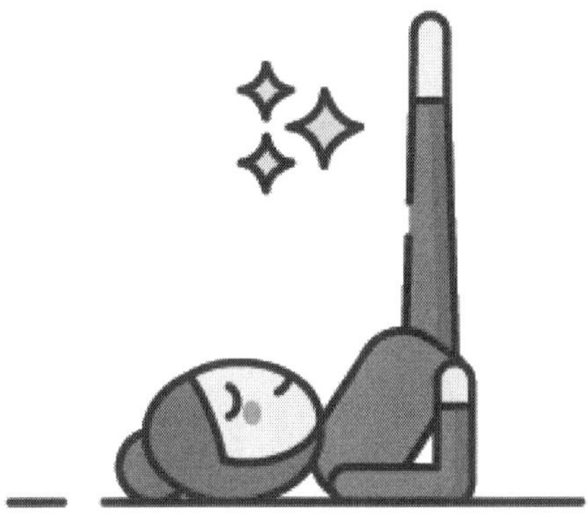

Die Yoga-Übung „Die Kerze“ steigert im Körper die Durchblutung und bringt ihn in ein inneres Gleichgewicht. Das wiederum wirkt sich positiv auf das Gehirn aus.

Schritt-für-Schritt-Anleitung

1. Legen Sie sich flach mit dem Rücken auf den Boden.
2. Die Muskeln der Beine ziehen Sie an und heben die Beine in die Höhe.
3. Dabei entsteht zwischen Becken und Beinen ein 90 Grad Winkel.
4. Versuchen Sie den Brustkorb anzuheben.
5. Nehmen Sie dabei die Arme, die seitlich neben Ihnen liegen, zur Hilfe.
6. Die Ellenbogen blieben auf dem Boden liegen.
7. Führen Sie die Hände an die Hüfte und drücken Sie die Beine weiter nach oben.

Die Blume

Diese Übung kann Ihnen mehrere Vorteile bieten. Zum einen fördert sie mit der Balance die Konzentration, zum anderen die Beweglichkeit und lindert gleichzeitig Schmerzen. Wer es schafft bei dieser Körperhaltung abzuschalten, ist in einer schnelleren Tiefenentspannung angekommen.

Schritt-für-Schritt-Anleitung

1. Setzen Sie sich auf den Boden.
2. Ziehen Sie die Beine an sich heran, sodass die Knie oben sind und die Beine angewinkelt werden können.
3. Führen Sie nun die Arme zwischen die Beine hindurch.
4. Nun stoßen Sie sich mit den Beinen vom Boden ab und schweben in dieser Position.

Der einfache Lotus-Sitz

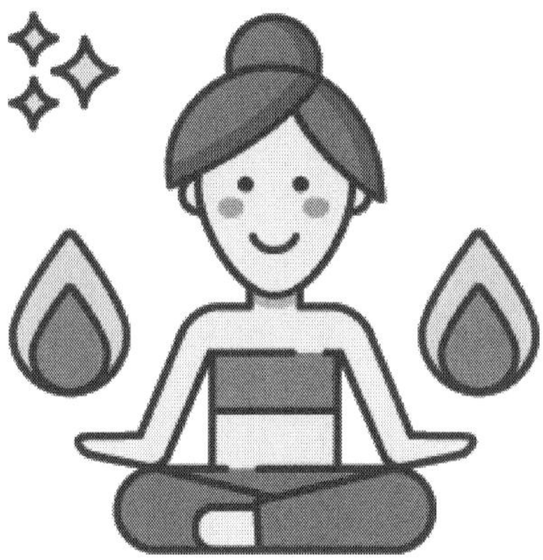

Die Übung entspannt die Beckenmuskeln, den Rücken und lädt zum Durchatmen ein. Besonders hilfreich ist diese Übung bei der Umsetzung einer Traumreise oder bei der Meditation.

Schritt-für-Schritt-Anleitung

1. Setzen Sie sich auf den Boden.
2. Beugen Sie ein Bein an und legen Sie den Fußrücken auf dem Oberschenkel des anderen Beines ab.
3. Das Gleiche machen Sie mit dem anderen Bein, sodass sich beide überkreuzen.
4. Richten Sie den Oberkörper auf und lassen Sie die Schultern fallen.

Passende Atemtechniken: Für mehr Entspannung beim Yoga

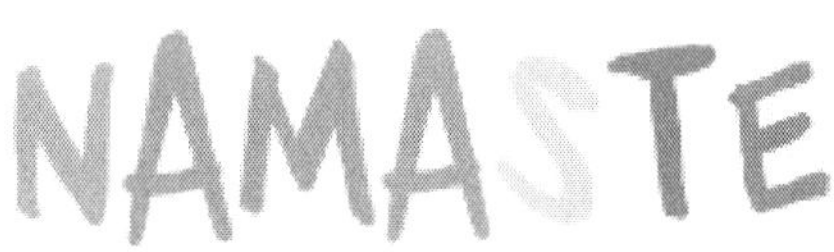

Die Atmung ist eine automatisierte Handlung des Körpers. Durch die richtige Atmung ist es jedoch möglich, die Atmung als Kanal zur Beruhigung zu nutzen.

Wer das richtige Atmen lernt, der kann Stress abbauen, eine Entspannung herbeiführen und gleichzeitig Schmerzen lindern. Wer falsch atmet, der wird die Folgen schnell spüren. Der entstandene Sauerstoffmangel ruft nicht nur Stress hervor, sondern auch Konzentrationsschwächen und Müdigkeit.

Mit der richtigen Atmung können Sie Ihrem Kind helfen, sich zu entspannen. Die nachfolgenden Übungen dürfen Ihnen als Anreiz dienen.

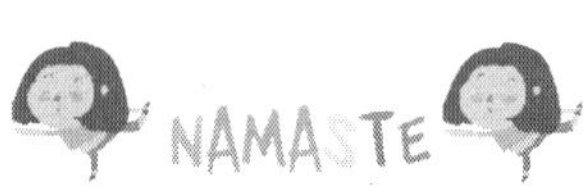

Die Blumenatmung

Bei dieser Übung lernen Kinder, die Atmung auf eine visuelle Weise darzustellen. Damit wird das Atmen für die Kinder „greifbar". Dabei werden die Hände vor dem Brustkorb in die Lotusblütenhaltung gebracht. Das heißt, man führt beide Handflächen, wie in einer Gebetshaltung, zusammen. Beim Einatmen beginnt Ihr Kind die Blume zu öffnen. Das heißt, die Finger öffnen sich und die Handgelenke bleiben zusammen. Beim Ausatmen schließend sich die Finger wieder und die Blume wird optisch geschlossen. Achten Sie darauf, dass Ihr Kind nicht zu schnell einatmet oder die Luft nicht zu rasant entweichen lässt.

Rücken-an-Rücken-Atmen

Diese Übung kann von zwei Kindern absolviert werden. Dazu stellen sich die Kinder Rücken an Rücken. Nun dürfen sie Kinder einatmen und ausatmen. Dabei sollen sie genau auf die eigenen Atembewegungen achten und auf die des Partners. Wo findet die Atmung statt? Wie schnell ist der Rhythmus und wie fühlt es sich an?

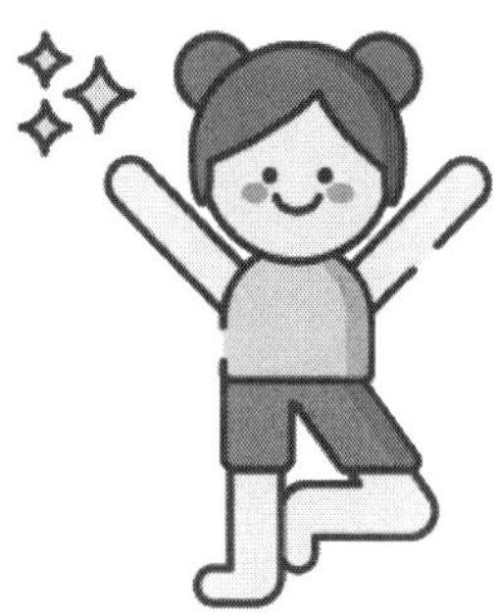

Schmetterlings-Atmung

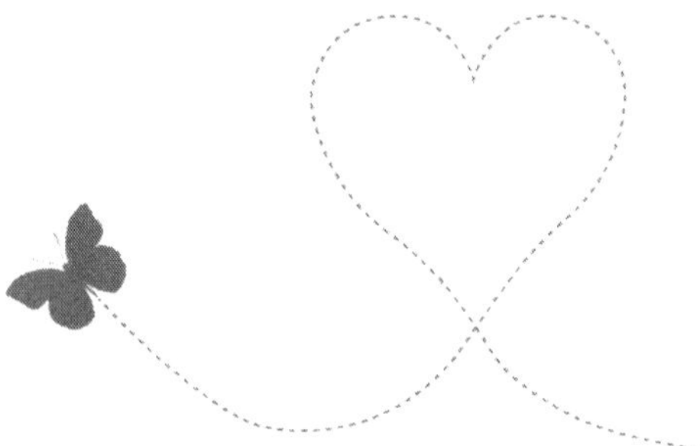

Mit dieser Atemtechnik lernen Kinder das gleichmäßige Atmen, welches beim Yoga eine enorme Bedeutung hat.

Dazu müssen sich die Kinder in eine Sitzposition begeben. Die Finger werden verschränkt und unter das Kinn positioniert. Dabei dürfen die Fingerknöchel das Kinn berühren. Die Handflächen sind beim Einatmen geschlossen und die Ellenbogen werden in die Höhe der Schultern gebracht. Dabei gehen die Handflächen auseinander. Mit dem Ausatmen werden die Handflächen geschlossen und die Ellenbogen senken sich.

2:1 Atmung

Mit dieser Technik wird das Ausatmen bewusst verlängert. Das kann beispielsweise bei der Kobra Stellung besonders hilfreich sein. Aber auch die Yoga-Übung „Kerze“ profitiert von dieser Atmung. Ihr Kind kommt in eine sitzende Position und atmet einmal tief ein, bis sich der Brustkorb mit Luft füllt. Danach atmet es nach einer kurzen Pause wieder aus, und zwar in einer sehr langsamen Art. Das Ausatmen muss sich gefühlt doppelt so lange anfühlen wie das Einatmen.

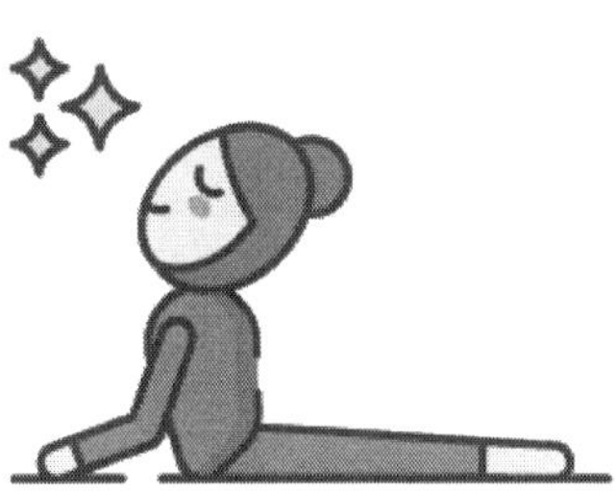

Cobra

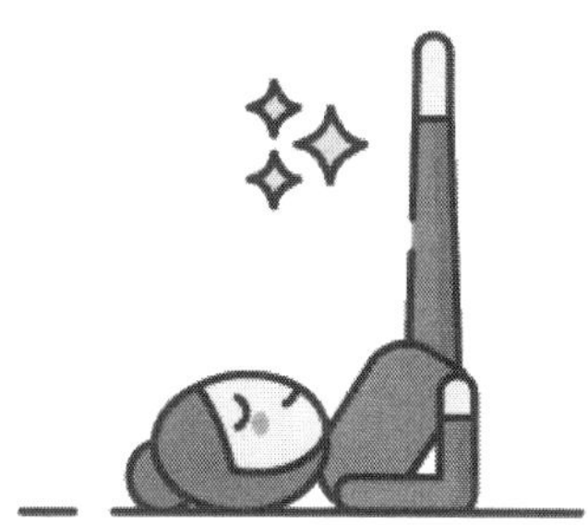

Kerze

OOOOMMMMM-Atmung

Diese Übung verdeutlicht nicht nur visuell die Atmung, sondern macht sie hörbar. Für Kinder eine besondere Form, sich ihrer Atmung bewusst zu sein. Um diese Übung umzusetzen, kann die Atmung durch Vokale definiert werden. Das beliebte OOOMMM ist für diese Form der Atmung bekannt. Erst atmen Kinder tief durch die Nase ein und beim Ausatmen wird das OOOMMMMM ertönen. Das beruhigt nicht nur, sondern bringt Abwechslung mit.

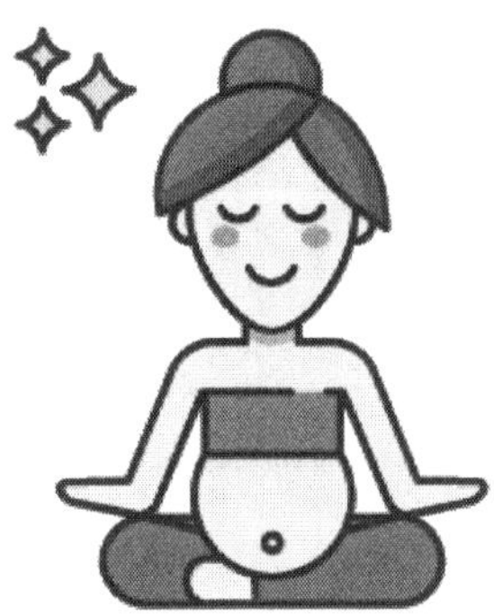

Auch für bald Mamas geeignet.

Die Lokomotive

Auch diese Übung kann visuell dargestellt werden. Ihr Kind setzt sich aufrecht hin. Die Oberarme werden neben dem Körper positioniert und die Hände zu Fäusten geballt. Die geschlossenen Fingerspitzen zeigen nach oben. Beim Einatmen schießt der rechte Arm mit der geballten Faust nach vorne. Der linke Arm bleibt in seiner Position. Mit dem Ausatmen wird der rechte Arm zurückgezogen und der linke schiebt sich nach vorne. Je schneller das Kind beginnt zu atmen, desto schneller „bewegen“ sich die Lokomotiven (symbolisiert als Arme und Fäuste).

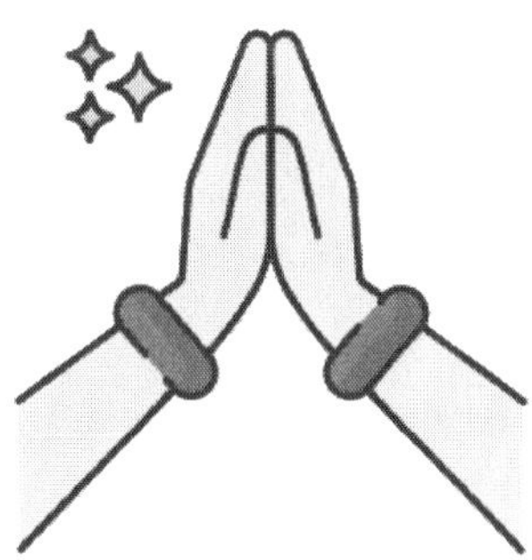

Kapitel 4: Die Traumreisen

Fantasiereisen oder Traumreisen finden in den Entspannungsübungen mit Kindern regelmäßig statt. Sehr häufig kommen die Traumreisen am Ende einer Yogastunde vor, um die ganzheitliche Entspannung zu fördern. Fantasiereisen werden nicht nur als Teil einer Entspannungsübung angesehen, sondern geilten als eigenständige Übung, vergleichbar mit den Meditationen der Erwachsenen.

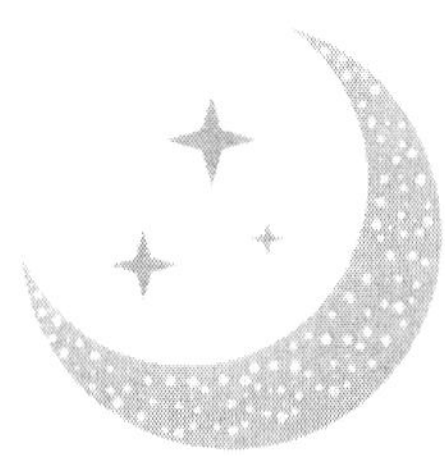

Eine Fantasiereise kann auch für Erwachsene eine sehr angenehme und bereichernde Erfahrung sein. Durchgeführt werden die kleinen Reisen in Ruhe mit der richtigen Atmosphäre und untermalt mit Musik.

Ein Kernelement der Fantasiereisen für Kinder ist die Förderung der Vorstellungskraft. Deswegen ist es wichtig, sich Geschichten und Erzählungen auszusuchen, die möglichst bildhaft verlaufen. Wählen Sie einfache Worte und Gegenstände, die Ihr Kind kennt. Sehr wichtig ist, dass die Fantasiereisen alle Sinne der Kinder ansprechen. Durch eine ausgebaute Fantasie haben Kinder die Möglichkeit, das Grün der Blätter zu sehen, die Struktur einer Muschel zu erstasten und weitere Erlebnis zu genießen.

Traumreisen können neben der Entspannung die Analogie aus Gefühlen integrieren. Beschäftigt sich Ihr Kind gerade mit aufkommenden Gefühlen, lassen sich diese in die Geschichte einbringen. Der Wirbelsturm kann beispielsweise das Gefühl der Wut beschreiben. Der Rückzug in eine dunkle Höhle darf die Reaktion der eigenen Ängste widerspiegeln. Wichtig bei der Anwendung solcher Analogien ist es, die Kinder in der Geschichte nicht allein zu lassen. Sie müssen das Gefühl haben, an einem sicheren Ort zu sein.

Ebenfalls sehr hilfreich sind Entspannungsformeln, welche sich in die Geschichten integrieren lassen. Ein Beispiel hierfür „Deine rechte Hand wird ganz schwer, während du die Muschel in ihr hältst."

Warum ist es für Kinder lohnt, die Reise zu erleben

Fantasiereisen sind für Kinder eine Möglichkeit, Entspannung zu finden. Angehaucht von der Mediation sind Fantasiereisen dazu geeignet, den Fokus auf die Erzählung und das innere Bild zu richten.

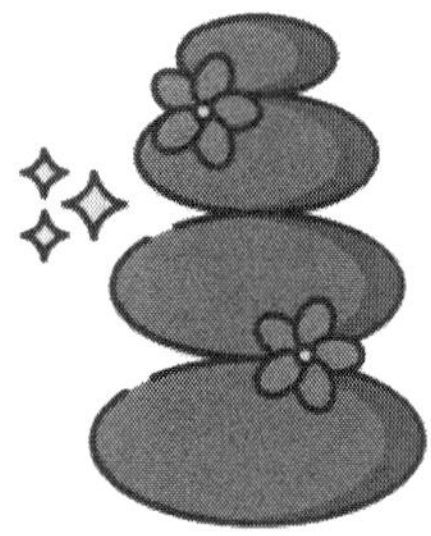

Dadurch blendet der Geist Störungen aus.

Die bildhaften und tiefen Vorstellungen, welche Kinder eingehen, dienen in erster Linie dazu, sich zu beruhigen und zu entspannen. Sie bieten eine Auszeit von dem überreizten Alltag, der durch digitale Medien und andere Einflüsse geprägt wird. Eine gut geführte Fantasiereise kann zudem eine Möglichkeit darstellen, mit Gefühlen umzugehen.

Das umfasst sowohl negative als auch positive Gefühle. Sind die Fantasiereisen auf einer Gefühlsebene ausgelegt, sollten die teilnehmenden Kinder die Möglichkeit bekommen, in einem anschließenden Gespräch die Emotionen zu verarbeiten.

Traumreisen steigern, wenn sie richtig angewendet sind, die Achtsamkeit. Die Konzentration auf die erzählte Geschichte und die damit aufgerufene innere Bilderwelt richten den Geist auf den Moment aus. Mehrfach wurde die innere Bilderwelt für Ihr Kind angesprochen, welche sich natürlich auch auf die Kreativität des Kindes umlegt und diese aktiv fördert.

Die Vorbereitung einer Fantasiereise

Traumreisen lassen sich mit Kindern allein oder in Gruppen durchführen. Wichtig ist, dass Sie Ihrem Kind einen geschützten Raum bieten. Versuchen Sie Störungen von außen zu vermeiden, das kann die Reise unterbrechen. Um die richtige Atmosphäre zu schaffen, ist es am Anfang hilfreich, das Zimmer abzudunkeln.

Versuchen Sie für angenehme Temperaturen zu sorgen, damit Ihr Kind sich vollkommen fallen lassen kann. Wie schaffen Sie die richtige Atmosphäre. Ruhe ist ein sehr wichtiger Ausgangspunkt. Versuchen Sie einen Raum zu finden, in dem Sie nicht gestört werden, der keine lauten Geräusche oder Ablenkungen mit sich bringt. Das Wohnzimmer mit einem laufenden Fernsehgerät wäre der flache Ort. Mit Matten oder Kissen auf dem Boden kann Ihr Kind seine liebste Position einnehmen.

Für die Traumreise ist es nicht wichtig, aufrecht zu sitzen oder eine liegende Position zu wählen.

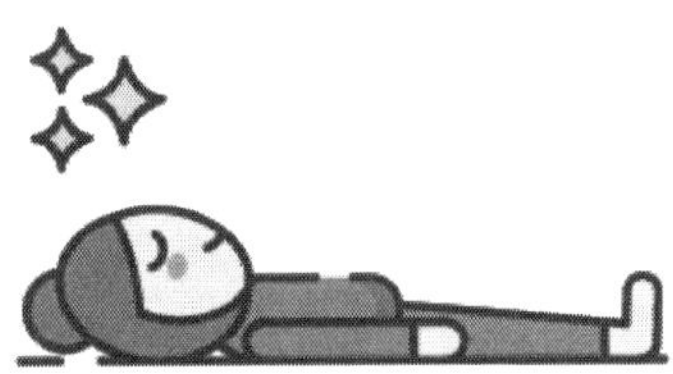

Die Abdunklung des Zimmers, wie gerade angesprochen hilft dabei, die Augen zu schließen und Ruhe zu erhalten. Wird die Fantasiereise immer wieder ermöglicht, werden Kinder lerne auch in einem erhellten Zimmer die Reise zuzulassen.

Sie selbst sollten vollkommen ruhig sein, sprechen Sie mit einer sanften Stimme, um die Atmosphäre nicht zu stören.

Unterstützend kann die passende Musik sein oder die richtige Aromaauswahl dazu in den eigenen Kapiteln mehr.

Rituale zum Einleiten und Ausleiten der Reise

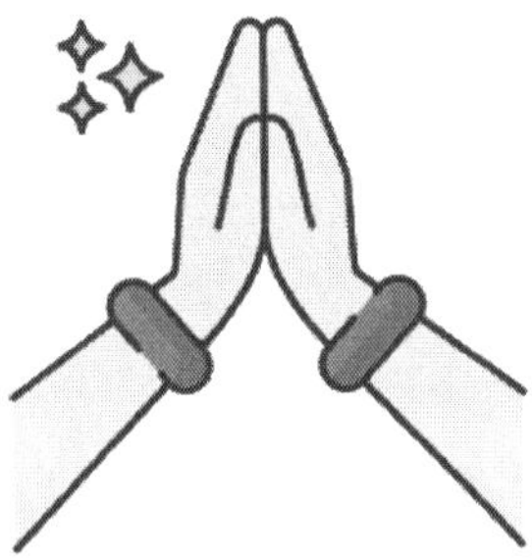

Um Kinder emotional und vor allem seelisch auf die Reise vorzubereiten, sind Rituale zu Beginn und am Ende wichtig. Das Einleiten kann durch den Beginn der Musik erfolgen. Mit einer ruhigen Klangfolge und dem tiefen Einatmen und Ausatmen kann sich Ihr Kind auf die Reise einstimmen. Musikalische Unterstützung kann dazu beitragen, dass ihr Kind in der Zeit der Reise sich wohlfühlt und sich öffnen kann. Die Musik kann allerdings auch den Beginn der Reise und das Ende der Reise definieren.

Achten Sie darauf, eine ruhige musikalische Auswahl zu treffen, damit ihr Kind entspannen kann. Die Musik sollte nicht zu laut sein, sondern nur im Unterbewusstsein wahrgenommen werden. Ein Gong zum Ende und zum Beginn der Reise kann ebenfalls als Anlass zur Einstimmung oder zum der Ende der Reise genutzt werden.

Rituale können sehr unterschiedlich sein. Deswegen ist es durchaus sinnvoll, dass Ihr gemeinsam ein passendes findet. Gespräche nach der Traumreise sind für Kinder ein willkommener Abschluss. Alternativ können Bilder mit den Erlebnissen gemalt werden.

Musikalische Unterstützung

Die musikalische Unterstützung eignet sich bei der Traumreise besonders. Jedoch sollten Sie auf entspannende Klänge setzten. Hilfreich ist die Meditationsmusik.

Wichtig ist: Es sollten keine unnatürlichen Klangfolgen in der Musik vorkommen. Ebenso sind Geschichte für Kinder nicht zu empfehlen.

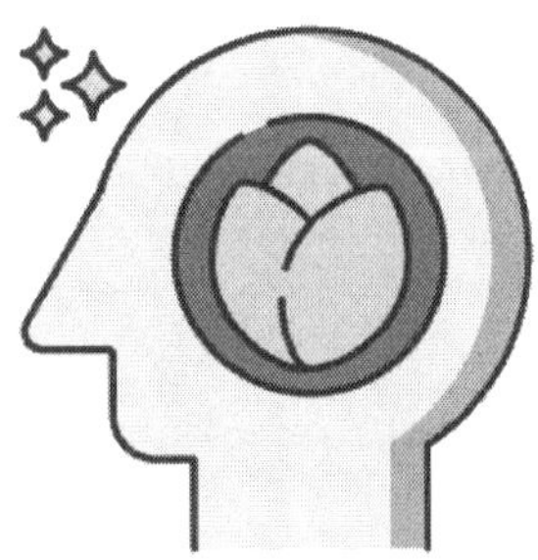

Eine atmosphärische Hintergrundmusik, die aus Naturklängen besteht, reicht oftmals zur Entspannung aus.

Sie wird auch bei Mediationen von Erwachsenen angewendet. Klassische Musik ist eine Alternative, sollte jedoch bedacht werden, da auch hier Gesänge eine Rolle spielen können. Der Gesang von Chören kann jedoch die Meditation oder die Reise unterbrechen.

Äußere Ablenkungen lassen sich durch die Musik unterbinden oder übertönen. Vor allem Kindertagesstätten nutzen musikalische Unterstützung, um andere Geräusche zu vermeiden. Beachten Sie bitte, je lauter die Musik, desto lauter sollten auch Sie werden. Dabei ist jedoch eine entspannende und eintönige Stimmlage wichtig.

Ätherische Öle als Unterstützung zur Traumreise

Um eine Traumreise für Kinder zu unterstützen, kann Musik als Anker verwendet werden. Wie bereits beschrieben ist die Atmosphäre enorm wichtig, sie vermittelt Ruhe und Ausgeglichenheit. Um diesen Zustand in der Umgebung zu erreichen, können ätherische Öle weiterhelfen. Beim Einsatz von Raumdüften ist es wichtig, vorab Allergien auszuschließen. Kinder, die eine Neigung zur Epilepsie aufweisen, dürfen nur unter bestimmten Voraussetzungen ätherische Ölen ausgesetzt werden. Die Absprache mit dem Arzt ist enorm wichtig.

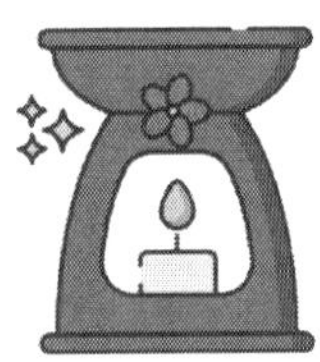

Achten Sie darauf, dass Ihre Kinder wesentlich sensibler auf Gerüche reagieren, deswegen ist es angenehm, Kinder selbst bei der Auswahl der Düfte entscheiden zu lassen. Eine Auswahl folgender Düfte kann hilfreich sein. Zu vermeiden sind Mentholdüfte oder Kampfersorten.

Hilfreiche Düfte

- Orange - wirkt entspannend auf Nerven und Stimmung
- Vetiver – beruhigende und erdende Wirkung
- Benzoe Siam – hilft bei Anspannungen und Ängsten
- Vanille – wirkt tief auf die Psyche und kann entspannend sein
- Rote Mandarine- entspannendes Öl, schenkt Heiterkeit
- Lavendel – entspannend und harmonisierend
- Rose – beruhigend, hilft bei Schlafstörungen
- Atlaszedernholz - wärmend und harmonisierend
- Römische Kamille - beruhigend

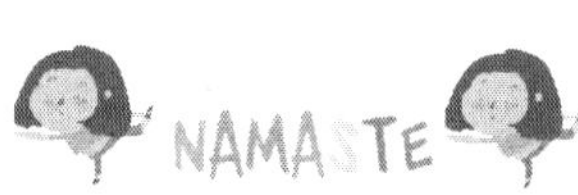

Zu vermeidende Düfte

- Ackerminze
- Krauseminze
- Eucalyptus globulus
- Pfefferminze

Beim Kauf der Düfte können Sie auf den Onlinehandel oder vor Ort auf Drogerien oder Apotheken zurückgreifen.

Kleine Geschichten: Ihre persönliche Fantasiereise

In diesem Abschnitt dürfen Sie sich die einzelnen Fantasiereisen in einer kurzen Variation anschauen. Es steht Ihnen frei, diese Geschichten zu erweitern und entsprechend auf eigene Bedürfnisse anzupassen. Achten Sie beim Erzählen auf einen ruhigen und monotonen Sprachton, um Ihr Kind in die Fantasie zu begleiten.

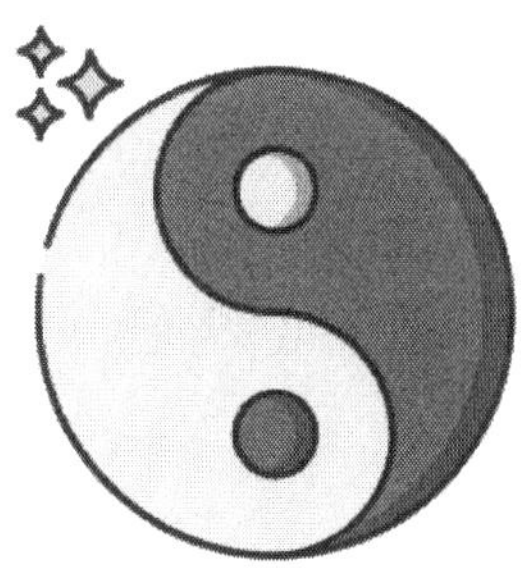

Vor jeder Fantasiereise sollten Sie Ihr Kind in eine ruhige und ausgeglichenen Stimmungslage versetzen.

Dazu verwenden Sie bitte diese Anleitung

Schritt 1: Das Kind setzt oder legt sich auf den Boden. Alternative lassen sich Betten, Stühle usw. anwenden.

Schritt 2: Achten Sie darauf, dass Ihr Kind mehrfach Tiefe einatmet und durch den Mund die Luft entweichen lässt.

Schritt 3: Bei jedem Atemzug lässt es seine Gedanken an ihm vorbeiziehen.

Schritt 4: Leiten Sie die Entspannung mit folgenden Worten ein: „Dein Körper entspannt sich, er wird ganz schwer. Mit dem nächsten Atemzug entspannt sich dein rechter Arm, er wird scher und liegt ganz ruhig auf deinem Oberschenkel. Dein linker Arm wird ganz schwer und ist vollkommen entspannt. Mit dem nächsten Atemzug breitet sich eine angenehme Wärme in deinem Körper aus. Du spürst, wie sich die Wärme von deinen Zehenspitzen bis zu deinen Haarspitzen ausbreitet."

Nachfolgend erhalten Sie 10 Anregungen für die Traumreise. Achten Sie darauf, so bildhaft wie möglich zu erzählen.

Hinweis: Die Traumreisen oder Fantasiereisen müssen Kinder nicht immer in eine Form des meditativen Zustandes bringen. Insbesondere jüngere Kinder können durch die Fokussierung auf die Geschichte entspannen. Dabei wird die Umgebung vollkommen ausgeblendet und Ihr Kind lernt, sich auf eine Sache zu konzentrieren.

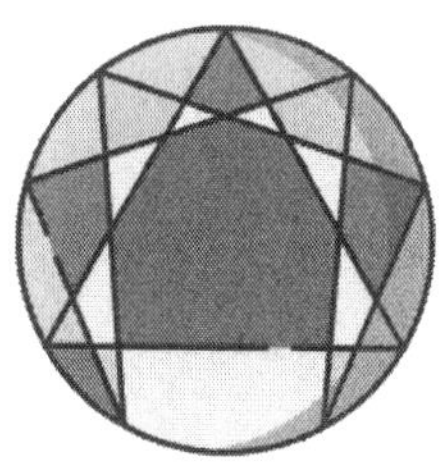

Traumreisen

Die Sommerwiese (ab 6 Jahren)

Stelle dir vor, du stehst auf einer großen und duftenden Blumenwiese. Das grüne Gras reicht dir fast bis zu den Knien und die Grashalme kitzeln sanft an deiner Haut. Langsam läufst du über die Wiese und lässt die langen Grashalme durch deine Finger gleiten. Um dich herum wachsen unglaublich viele Blumen in rot, gelb und violette. Du flückst eine dieser Blumen, die direkt neben dir steht, und führst sie an deine Nase. Wonach duftet sie? Der Duft dieser Blume erfüllt dich mit Glück und Zufriedenheit. Langsam läufst du weiter durch das hohe Gras bis zu das Plätschern von Wasser vernimmst. Du hörst es ganz deutlich und siehst vor dir einen Bach. Du folgst mit deinem Blick dem Verlauf des Baches und siehst, dass er sich zu einem grünen Hügel schlängelt. Langsam folgst du dem Bachlauf und siehst, wie er sich hinunter ins Tal schlängelt. Dieser Anblick verschafft dir Ruhe, welche sich durch deinen ganzen Körper ausbreitet. Alles um dich herum ist ruhig und friedlich. Das Wasser fasziniert dich und du entschließt dich dazu, dich mit den Füßen in das kühle Wasser des Baches zu stellen. Das Wasser reicht dir bis zu den Köcheln.

Langsam schiebst du deine Finger in das kühle Nass und benetzt damit dein Gesicht. Während du die Kühle auf deiner Haut spürst, siehst du kleine Fische um deine Füße schwimmen. Ihre Haut glitzert wie kleine Diamanten in der Sonne. Was für Fische sind das?

Du watest mit den Füßen im Wasser ein wenig das Bächlein entlang. Auf einmal kitzelt etwas an deinen Füßen. Du schaust hinab und entdeckst winzige Fischlein, die sich unter der klaren Wasseroberfläche tummeln. Ab und zu kitzelt es dich, wenn einer von ihnen deine Füße und Knöchel streift. Du beobachtest noch ein wenig die Fischlein unter der Wasseroberfläche, wie sie umeinander schwimmen. Was sind es für Fische? Welche Farben haben sie?

Langsam steigst du aus dem Wasser wieder hervor und trittst mit deinen Füßen auf das weiche Gras. Deine Haut ist angenehm kühl. Langsam schreitest du weiterhin durch das Gras. Du entschließt dich, dich auszuruhen und legst dich mit dem Rücken in das hohe Gras. Um dich herum sind rote, gelbe und violette Blumen.

Du hörst die Vögel zwitschern und die Bienen um dich herum Summen, die von Blume zu Blume fliegen, um neuen Nektar zu sammeln. Alles in dir ist vollkommen entspannt und ruhig.

Der Sommertag (ab 5-6 Jahren)

Stelle dir vor, du bist auf einer großen Wiese. Um dich herum das Grün des Grases und auf dem Gras befinden sich ganz viele bunte Blumen. Du siehst rote Mohnblumen, gelbe Osterglocken und violette Tulpen. Bei jedem Atemzug vernimmst du die Wärme, die von dieser Wiese ausgeht und du kannst den Duft des Sommers wahrnehmen. Du befindest dich mitten auf dieser Wiese und spürst die Sonne über dir. Sie erwärmt mit ihren Sonnenstrahlen deine Haut. Alles um dich herum lässt dich entspannen und du kannst die Ruhe spüren, welche um dich herum immer größer wird.

Du fühlst dich rundum wohl und möchtest über die Wiese laufen. Langsam setzt du einen Schritt vor den anderen und läufst barfuß durch das hohe Gras.

Die Grashalme kitzeln dich an den Knien und du streckst deine Hand aus, um nach dem weichen Gras zu greifen. Auf deiner Haut kannst du spüren, wie warm das Gras durch die Sonne geworden ist.

In der weiten Ferne hörst du die Vögel singen und die Bienen summen. Alles um dich herum vermittelt Ruhe und Gelassenheit. Du bist vollkommen entspannt.

Du setzt dich in das hohe Gras und beobachtest neben dir einen Schmetterling, der sich auf eine rote Blume setzt. Du beobachtest den Schmetterling. Wie sieht er aus?

Langsam legst du dich mit dem Rücken in das Gras und spürst die Wärme des Erdbodens, die dich langsam durchdringt. Die Sonne kitzelt dich mit ihren Sonnenstrahlen und erwärmt deine Haut. Der Blick schweift zum Himmel hinauf. Dort siehst du weiße Wolken, die langsam über den blauen Himmel tanzen. Wie Watte sehen die Wolken aus, die sich nach und nach in Figuren verwandeln. Welche Figuren kannst du sehen? Sieh genau hin. Welche Figuren sind in den Wolken zu erkennen?

Schließe nun die Augen. Du wirst müde und die Sonne wärmt dich immer mehr. Deine Arme und Beine werden schwerer und die Wärme breitet sich von deinen Fingerspitzen aus. Ganz langsam werden die Vögel im Hintergrund leiser und die Sonne verschwindet. Du kommst in das Hier und Jetzt zurück. Erst erwachen deine Arme, dann deine Beine und du öffnest die Augen.

Wirbelsturm: Emotionsreise zur Verarbeitung von Gefühlen (ab 6 Jahren)

Stelle dir vor Angst, Traurigkeit und Wut sind wie ein Wirbelsturm. Du stehst mitten auf einer Wiese, um dich herum das grüne Gras und die Sommerblumen in Gold, Rot und Orange. Der Himmel über dir ist blau. Du kannst die Vögel zwitschern hören. Oben am Himmel steigen dunkle Wolken auf. Sie kommen immer näher und je näher sie dir kommen, desto windiger und kühler wird es. Die Sonne verschwindet und die Grashalme und Blumen beginnen, sich im Wind zu bewegen.

Große graue Wolken steigen am Himmel auf. Langsam fallen einzelne Regentropfen auf die Erde. Einige dieser Regentropfen fallen auch auf dich herab. Du spürst die Kälte auf deiner Haut und richtest den Blick nach oben in den Himmel. Dort siehst du, dass sich die dunkeln Wolken direkt über dir befinden. Hinter den dunkeln Wolken kannst du die Blitzer sehen und du hörst den Donner in der Ferne. Der Wind um dich herum wird immer stärker. Er fegt über die Wiese und durch die Blumen bis die Stängel brechen und am Boden liegen. Und auch dich rüttelt der Wind durch. Er weht so stark, dass du kaum noch das Gleichgewicht halten kannst. Der Donner und die Blitze kommen immer näher und auch der Regen prasselt immer mehr auf dich nieder. Schnell beginnst du über die Wiese zu laufen und nach einem Unterstand zu suchen. Deine Füße tragen dich immer schneller über die Wiese. Bis zur Stadt wirst du es nicht schaffen, denn sie ist noch sehr weit entfernt.

Der Wind peitscht immer mehr um dich herum und der tiefe Donner lässt dich zusammenzucken. Er verursacht eine Gänsehaut auf deinem Körper. Du hast nun das Gefühl, mitten im Wirbelsturm zu stehen.

Er rüttelt immer mehr an dir und du hast das Gefühl, gleich reißt er dir den Boden unter den Füßen weg.

Doch dann reißt der Himmel auf und ein kleiner blauer Spalt zeichnet sich auf dem grauen Himmel ab. Der Spalt ist gerade so groß, dass die Sonne mit ihren Strahlen durchscheint. Obwohl du immer noch ein bisschen zitterst und dir kalt ist, spürst du die wärmenden Sonnenstrahlen auf deiner Haut. Auch der Regen lässt langsam nach und nur wenige Tropfen fallen zu Boden. Du schaust zum Himmel und siehst die grauen Wolken sich auflösen. Immer mehr Sonnenschein kämpft sich durch die dicken Wolken. Auch du fühlst dich ruhiger und beginnst wieder den Boden unter den Füßen zu spüren. Langsam verziehen sich die Wolken am Himmel und das Blau kommt langsam zurück.

Du erkennst am Himmel einen Regenbogen und das Strahlen der Sonne trifft dich. Du schaust dir noch einmal den Himmel an und betrachtest den leuchtenden Regenbogen, bevor du die Augen schließt und in das Hier und Jetzt zurückkommst. Lasse deine Augen ruhig geschlossen und genieße die Ruhe.

Deine Arme und Beine wachen langsam wieder auf und du beginnst, dich zu bewegen. Beginne, dich zu bewegen und komme vollkommen im Hier und Jetzt an.

Nach dieser Reise kann ein Gespräch mit Ihrem Kind stattfinden, bei dem es seine Gefühle und Emotionen beschreibt.

Mein Paradies (ab 4 Jahren)

Stelle dir vor, du kannst dein eigenes Paradies erschaffen. Einen Ort, an dem du dich sicher fühlst, an dem du zur Ruhe kommst und Zufriedenheit verspüren kannst. Wie würde dein Ort aussehen? Lasse uns gemeinsam dein Paradies erschaffen. Stelle dir vor, du stehst in einer leeren und weißen Landschaft als würdest du vor einer weißen Leinwand stehen. Mit deiner Fantasie kannst du nun dein Paradies erschaffen. Dir stehen dazu Pinsel und Farben zur Verfügung. Du hast alle Farben, die du dir nur vorstellen kannst.

Beginne mit dem Boden unter deinen Füßen. Worauf stehst du? Auf einer grünen Wiese oder auf einer grauen Straße? Hast du Erde unter den Füßen oder spürst du Steine und Sand? Gestalte jetzt deinen Untergrund.

Mache dann mit dem Himmel weiter. Wie sieht dieser aus? Was siehst du, wenn du nach oben schaust?

Hast du einen blauen Himmel ohne Wolken? Oder sind da weiße Wolken mit tollen Figuren?

Geht bei dir im Paradies die Sonne gerade unter oder geht sie auf? Hast du Sonne oder Regen? Denke daran, du musst in diesem Paradies leben.

Drehe dich nun einmal um deine eigene Achse. Was kannst du sehen? Wie sieht deine Umgebung aus? Was spürst du? Stehst du auf einer bunten Sommerwiese? Oder bist du vielleicht im Weltall? Ist dein Paradies ein exotischer Dschungel oder stehst du in einem Wald voller Tannen, die rechts und links neben dir auftauchen? Lasse deiner Fantasie freien Lauf? Wo würdest du dich am wohlsten fühlen? Wo kannst du entspannen und abschalten? Denke daran, aus einem Meer unendlicher Farben darfst du dein Paradies gestalten. Alle Farben und Formen dieser Welt stehen dir zur Verfügung.

Schaue dich noch einmal um. Wo befindest du dich? Befindest du auf einer Insel auf dem Grund eines Meeres oder hast du den Dschungel um dich herum? Welche Landschaft findest du schön? Welche findest du beruhigend? Füge nun kleine Details hinzu.

Wo kann dein Paradies noch aussehen? Hat es exotische Pflanzen oder hast du vielleicht das Gefühl, Gras ist in deiner Nähe? Oder Wasser plätschert an dir vorbei?

Nun sei einmal ganz still und lausche der Umgebung. Was kannst du hören? Ist dort absolute Stille?

Oder hat dein Paradies Vögel, Insekten oder andere Tiere? Vielleicht hörst du den Wind, der gerade an dir vorbeifegt oder du kannst das Plätschern des Wassers hören. Hörst du Wellen, die vom Meer kommen? Das Summen der Bienen vielleicht. Was kannst du hören? Lausche deiner neuen Umgebung und finde heraus, was sich in deinem Paradies befindet.

Wenn du möchtest, kannst du deine Landschaft mit Tieren füllen. Welche Tiere magst du? Fische, Biber, Bienen, Kühe, Hunde? Welche Lebewesen bevölkern deine kleine Welt? Ist auch dein Lieblingstier mit dabei?

Wenn du dein Paradies fertig gestaltet hast, lege den Pinsel beiseite, schließe die Farben und schaue dich um. Bist du zufrieden? Kannst du dortbleiben und dich wohlfühlen? Schließe die Augen und atme tief durch.

Was riechst du? Hast du Wünsche oder möchtest du etwas verändern? Dann mache es direkt jetzt.

Fülle dein Paradies mit allem, was du brauchst, um dich sicher, entspannt und zufrieden zu fühlen. Schaue dich einmal um, ob noch etwas fehlt. Aber keine Sorge: Du kannst jederzeit an diesen Ort zurückkehren und ihn weiter nach deinen Wünsche verändern und gestalten. Hast du alle Änderungen vorgenommen, dann schaue dir deine Welt noch einmal an. Was kannst du sehen? Sauge die Umgebung mit deinen Augen auf.

Atme tief ein und komm langsam zurück. Deine Traumreise findet nun langsam ein Ende. Lasse deine Augen noch eine Weile geschlossen. Spüre, wie deine Beine und Arme aufwachsen und bewege sie. Schüttle sieh ruhig aus. Spüre, wie du immer mehr im Hier und jetzt landest und öffne die Augen. Was hast du gesehen? Male es oder erzähle es uns.

Tipp: Diese Fantasiereise lässt sich künstlerisch untermalen, indem Kinder danach das Geschehene aufmalen.

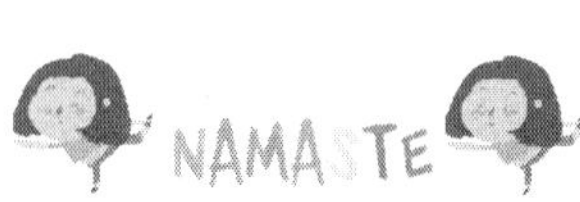

Der Regenbogen (ab 4 Jahren)

Stelle dir vor, du liegst auf einer großen Wiese. Das Gras ist sattgrün und weich. Das Gras ist so hoch, dass man dich darin nicht sieht. Es riecht nach frischem Sommer. Auf der Haut kannst du die Sonnenstrahlen spüren. Du genießt die Ruhe und die Sonne, welche dich entspannen lassen. Genüsslich streckst du die Arme und Beine von dir.

Um dich herum zwitschern die Vögel und die Bienen summen. Die Sonne wärmt dich auf und du fühlst dich wohl. Die Sonnenstrahlen erreichen dein Gesicht. Das kitzelt. Doch du lässt deine Augen zu und genießt es, wie die Sonne mit dir kuschelt.

Plötzlich ist die Wärme der Sonne weg und du spürst einen Regentropfen auf deiner Haut. Du öffnest langsam die Augen und schaust dich um. Der Himmel hat sich verdunkelt und die Sonne ist den Regenwolken gewichen.

Die großen Regentropfen rasseln auf dich nieder. Doch das stört dich nicht, denn der Regen ist ganz warm.

Du schaust in den Himmel und kannst sehen, dass hinter der Regenwolke die Sonne schon wieder hervorkommt. Langsam lässt der Regen nach und die Sonne fängt an, sich zwischen den Tropfen durchzukämpfen.

Die Sonnenstrahlen treffen auf den Regen und vor dir entsteht ein großer bunter Regenbogen. Direkt vor dir. Kannst du ihn sehen? Wie schön groß er ist und so bunt. Lass uns zusammen die Farben des Regenbogens zählen. Rot, Orange, Gelb, Grün, Hellblau, Indigo und Lila. Sieben leuchtende Farben schauen dich an.

Du schaust dir den Regenbogen ganz genau an und überlegst dir, welche der Farben dir am besten gefallen hat. Langsam verschwindet der Regenbogen wieder. Er wird immer blasser, bis er nicht mehr zu sehen ist. Du legst dich zurück in das hohe Gras, schließt die Augen und atmest den frischen Regenduft ein.

Langsam kommst du wieder in das Hier und jetzt zurück. Du musst die Augen noch nicht sofort öffnen. Du kannst auch erst die Arme und Beine ausschütteln und dann mit dem Öffnen deiner Augen im Hier sein.

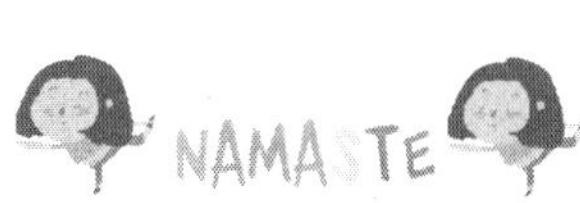

Wie fühlst du dich? Welche der Farben im Regenbogen war deine liebste?

Die Pusteblume (ab 4 Jahren)

Schließe deine Augen und stelle dir vor, du stehst auf einer großen Wiese und hast neben dir ein Meer aus Pusteblumen stehen. Du weißt doch, was eine Pusteblume ist? Das kleine freche Blümchen, was auf der Wiese wächst, auf der du gerade stehst. Die hat ein flauschiges Dach und, wenn du sie anpustest, fliegen tausend kleine Samen herum.

Du stehst nun auf dieser großen Wiese, auf der gelbe, rote und weiße Blumen wachsen. Sie alle sehen anders aus. Und neben dir wachsen die kleinen Pusteblumen. Das Gras der Wiese reicht dir bis zum Knöchel. Und kitzelt dich an den nackigen Füßen.

Wenn du nach oben in den Himmel schaust, kannst du das Blau sehen, welches von dort oben herunterstrahlt. Die Sonne lacht dich an.

Auf der Wiese kannst du die kleinen Marienkäfer sehen und die Bienen, welche sich an den Blumen bedienen. Eine leichte Brise fegt durch das Gras und bringt die Pusteblumen neben dir zum Wackeln. Du siehst, wie der Wind die kleinen Samen der Pusteblume in die Höhe steigen lässt. Tanzend bewegen sich die kleinen Segler davon und steigen immer höher bis du sie nicht mehr sehen kannst.

Im Gras bleibt nur ein kleiner Stängel der Blume zurück. Die Pusteblume sieht ohne das weiße Dach ganz nackig aus. Du beugst dich herunter und suchst dir eine Blume mit dem weißen Flaum darauf aus. Mit kräftigem Pusten fliegen die kleinen weißen Segler los. Sie steigen immer mehr in die Höhe und fliegen von dir weg. Sie zu beobachten bringt dir Freude und du verspürst Glück.

Langsam lässt du dich in das Gras fallen und beobachtest die letzten weißen Samen der Blume, wie sie immer höher steigen. Mit dem letzten Samenkorn kommst du in das Hier und Jetzt zurück. Du spürst, wie dein Körper aufwacht und immer mehr hörst du deine Umgebung.

Wie haben dir die Pusteblume und die Wiese gefallen?

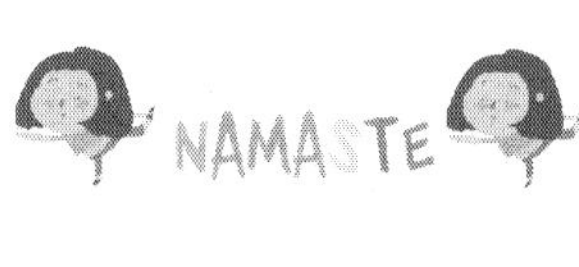

Die Zuckerwatte

Magst du auch Zuckerwatte? Die fluffige und klebrige Watte schmeckt besonders gut. Und wo kann man Zuckerwatte kaufen? Auf dem Rummel natürlich. Lege dich also hin, schließe die Augen und atme tief durch.

Stelle dir vor, du bist auf einem großen Rummel. Dort gibt es Fahrgeschäfte, Eisbuden und Süßigkeiten und irgendwo kannst du bestimmt auch Zuckerwatte kaufen. Überall auf dem Rummel ist es bunt und laut. Die Menschen dort lachen und freuen sich. Überall, wo du hinschaust, sind bunte Lichter zu finden. Rechts von dir und auch links. Es blinkt lila, rot, grün und blau. Irgendwo mitten auf dem Rummel kann man Zuckerwatte kaufen. Aber wo ist das nur?

Auf der Suche nach der Zuckerwatte läufst du über den Rummel. Du bleibst an einem Fahrgeschäft stehen. Dort siehst du ein Pferd, ein Auto und einen Drachen, der dich anschaut. Das Karussell beginnt, sich zu drehen und die Kinder lachen.

Du gehst weiter und kannst einen Stand sehen, an dem man Dosenschießen üben kann.

Die Dosen klirren, wenn sie zu Boden fallen. Wer eine Dose trifft, bekommt eine Belohnung. Du siehst Teddys und Plüschtiere. Welches würde dir am besten gefallen?

Du gehst an weiteren Fahrgeschäften vorbei und suchst nach der Zuckerwatte. Da endlich hast du sie gefunden. Direkt vor dir taucht das runde Behältnis auf, aus dem die Zuckerwatte kommt.

Du gehst ganz nah heran und schaust die Zuckerwatte genau an. Es gibt kleine und große, farbige und weiße. Welche Zuckerwattenfarbe gefällt dir am besten? Du gehst an den Verkäufer heran und bestellst eine große Portion Zuckerwatte. Mit einem Stab beginnt der Verkäufer die bunten Fäden aufzufangen bis du eine große Zuckerwatte hast.

Du beißt herein. Endlich süß und lecker macht es sich die Watte auf deiner Zunge bequem. Sie schmilzt sofort und du kannst den süßen Geschmack herunterschlucken.

Genüsslich isst du deine Zuckerwatte auf, bevor du in das Hier und Jetzt zurückkommst. Du spürst deine Arme und Beine langsam wieder und deine Augen öffnen sich.

Wie sah deine Zuckerwatte aus? Wie hat sie geschmeckt? Und wie groß war die Watte?

Der Berg

Du bist ganz ruhig und gelassen und spürst, wie du langsam entspannen kannst. Du hörst nur noch auf meine Stimme. Alles andere ist nicht mehr da. Nur ich und meine Stimme begleiten dich jetzt. Du siehst weit in der Ferne einen Berg. Er ist groß und mächtig und scheint von hier aus unerreichbar zu sein. Friedlich steht er da, als ob man ihm nichts anhaben kann. Egal wie groß ein Sturm auch ist, diesen Berg bewegt man nicht. Er steht felsenfest da, wo er sich niedergelassen hat.

Manchmal ist es beim Berg kalt, manchmal regnet es und ab und an fällt Schnee.

Auch dieses Wetter kann dem großen Berg nichts anhaben. Auch die Sonne, die erbarmungslos auf den Berg scheint, tut dem großen Giganten nichts an. Der Berg jammert nicht. Du findest den Berg toll, wie er dort steht und entschließt dich, dort hinzugehen.

Du läufst einfach los, ohne dir Gedanken zu machen. Immer weiter und weiter führt dich der Weg. Ab und an machst du eine kleine Pause, denn du bist schrecklich müde. Du ruhst dich aus und läufst weiter. Irgendwann wirst du bei dem Berg ankommen. Auf deinem Weg begleiten dich Tiere und du steigst über Felsen und Steine. Welche Tiere kannst du sehen? Auf Deinem Weg zum Berg machst du dir keine Sorgen. Du weißt, dass du es schaffen wirst. Die frische Luft tut dir gut und du atmest den Wind ein, der um dich herum fegt. Das tut einfach gut. Langsam geht es bergauf, doch du machst einfach einen Schritt vor den anderen. In Gedanken bist du schon bei deiner Belohnung angekommen. Was dich wohl erwarten wird, wenn du oben angekommen bist?

Du überlegst dir, was du als erstes machst, wenn du oben auf dem Berg angekommen bist.

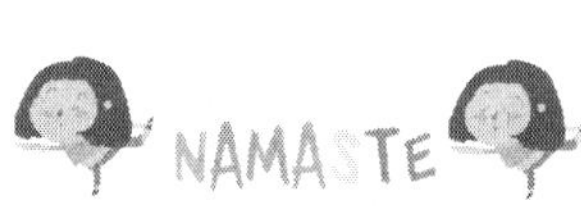

Deinen Blick wendest du aber nicht von deinen Füßen ab, du schaust nicht hoch, sondern läufst immer weiter. So lange bis du oben angekommen bist.

Die letzten Meter sind richtig anstrengend, aber du schaffst das. Du fragst dich nicht, ob du ankommen wirst, sondern wann. Tapfer gehst du weiter, auch die letzten Meter, bis du oben angekommen bist. Die letzten Schritte sind besonders anstrengend, doch du nimmst die letzte Kraft zusammen und kämpfst dich nach oben.

Du hast es geschafft, du bist oben und jubelst. Erschöpft, aber glücklich setzt du dich auf den Boden und genießt die Aussicht. Was siehst du? Nun geht es wieder den Berg herunter. Dieser Weg fällt dir leichter. Du bist stolz auf dich, denn du hast es geschafft. Unten angekommen, kommst du langsam in das Hier und Jetzt zurück. Du bist vollkommen entspannt und spürst, wie sich deine Finger und Zehen wieder bewegen. Öffne langsam die Augen. Wie war dein Ausflug? Was hast du gesehen?

Die Wolkenreise (ab 3 Jahren)

Lege dich hin und atme mehrfach tief ein und lasse die Luft durch deinen Mund entweichen. Du kommst nun mit mir auf eine Reise. Ich bin gespannt, was wir dort sehen werden. Stelle dir vor, du spielst gerade auf einem Spielplatz. Die Sonne lacht vom Himmel herunter und du genießt es, die Klettergerüste hinaufzusteigen. Ein Bein nach dem anderen bis du ganz oben angekommen bist. Auf der letzten Stufe siehst du drei große Luftballons heranschweben. Ein Blauer, ein Grüner und ein Roter. Jeder der Ballons hat eine Schnur. Sie fliegen direkt auf dich zu und du kannst die Schnur ergreifen.

Du hast alle drei Ballons gefangen, hältst die Schnüre ganz fest. Doch was ist das? Die Ballons ziehen dich nach oben.

Halte dich gut fest, damit du nicht herunterfällst. Die Ballons schweben immer höher und weiter und gleiten an einer dicken Wolke vorbei. Sie sieht aus wie aus Zuckerwatte. Ob die Wolke wohl auch so weich ist und so gut schmeckt?

Die Luftballons fliegen über die Wolke und da lässt du plötzlich los und plumpst auf die Wolke. Wo bist du denn gerade gelandet? Die Wolke unter dir fühlt sich ganz weich und flauschig an. Wie ein dickes Stück Watte. Das ist so angenehm und weich, dass du dich in die Wolkenberge fallen lässt. Die Sonne über dir strahlt dich an und wärmt dich. Gerade jetzt in diesem Moment fühlst du dich pudelwohl. Du genießt es, die weiche Wolke zu spüren und die Sonnenstrahlen auf den Augen.
Deine Augen schließen sich jetzt und du beginnst, zu träumen. Wohin bringt die Wolke dich wohl? Vielleicht nach Amerika oder nach Australien zu den Kängurus. Was siehst du in deinem Traum? Welches Land kannst du sehen?

Du streckst dich nun nach einer Weile und beschließt, dass es Zeit ist, zurückzukehren. Viele tolle Abenteuer hast du erlebt. Gleich kannst du uns davon berichten. Du schaust von der Wolke herab und siehst den Spielplatz schon. Die Wolke sinkt immer tiefer und tiefer bis du so nah am Boden bist, dass du in den Sandkasten springen kannst.

Langsam kommst du zurück und spürst den Boden unter den Füßen. Dein Traum lichtet sich, die Wolke verschwindet und du bist im Hier und Jetzt angekommen. Deine Augen kannst du nun öffnen. Erzähle von dem Land, in dem du warst.

Der Luftballon (ab 3 Jahren)

Lege dich bequem hin und schließe deine Augen. Ich werde dir nun eine Geschichte erzählen. Höre genau hin und stelle dir die Bilder vor. Du bist zu Hause und schaust aus dem Fenster. Das Wetter ist schön, die Sonne lacht und die Vögel zwitschern. Du überlegst dir gerade rauszugehen. Doch die Kälte gefällt dir nicht, du magst es lieber warm wie im Sommer.

Plötzlich siehst du am Himmel einen bunten Punkt. Was ist das bloß? Hat da einer mit dem Buntstift gemalt? Der bunte Punkt kommt näher und du siehst deutlich, dass es ein Luftballon ist. Welchc Farbe hat dein Ballon? Der Ballon kommt immer näher und näher und plötzlich kannst du sehen, dass es ein Heißluftballon ist.

Er kommt näher auf euer Haus zu und plötzlich setzt er vor eurem Haus auf dem Boden auf. Du bist ganz erschrocken und ziehst dich schnell an. Jacke, Schuhe und rennst raus zu dem Ballon.

Du schaust in den Korb des Ballons hinein. Der ist leer, nur ein Zettel liegt darin. Auf ihm steht: „Steig ein und komme mich besuchen." Das lässt du dir nicht zweimal sagen und kletterst in den Korb. Der Ballon hebt ab.

Er steigt weiter und weiter in die Höhe und euer Haus wird immer kleiner. Wind kommt auf und schiebt den Heißluftballon nach vorn. Du spürst den Wind in deinen Haaren. Wo der Ballon wohl hinfliegt? Du siehst unter dir die vielen Häuser und den Wald, vielleicht auch das Wasser. Der Heißluftballon fliegt immer weiter und weiter. In der Ferne siehst du einen Punkt. Er wird immer größer, denn der Heißluftballon sinkt. Er sinkt immer weiter zu Boden bis du sehen kannst, dass es ein Mensch ist, der dort auf dich wartet. Du kennst diesen Menschen. Dein Heißluftballon sinkt zu Boden, du kletterst aus dem Korb. Der Mensch, der gerade eben noch so klein war, kommt auf dich zu. Ihr begrüßt euch.

Du spürst Freude, diese Person zu sehen. Gemeinsam nehmt ihr euch an die Hand. Unter euch befindet sich Sand, über den ihr laufen könnt. Ihr erzählt euch die Neuigkeiten und genießt es, zusammen zu sein.

Diese Person erzählt dir, dass sie den Ballon geschickt hat, dich zu holen, denn sie wollte einen Tag mit dir verbringen. Gemeinsam lauft ihr über den Sand und du siehst, dass du am Meer bist. Die Wellen brausen auf und machen ein angenehmes Geräusch. Zusammen setzt ihr euch auf den Sand, malt Figuren. In weiter Ferne kannst du eine Muschel aufblitzen sehen. Du springst auf und ihr rennt gemeinsam dort hin. Du siehst ganz viele Muscheln, die alle unterschiedliche Farben und Formen haben.

Zusammen setzt ihr euch an diesen Punkt, lasst euch in den Sand fallen und genießt die Wärme auf der Haut. Die Sonne kitzelt dich und du spürst, wie du langsam die Augen schließt. Du kommst im Hier und Jetzt wieder an und kannst spüren, wie deine Arme und Beine aufwachen.

Wen hast du gesehen?

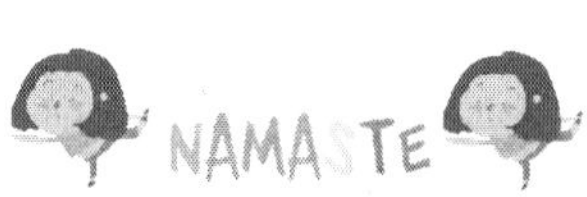

Tipps zur Entwicklung eigener Traumreisen

Wer eine Anregung gefunden hat und seine Traumreisen gerne allein entwickeln möchte, kann die hier genannten Tipps schnell umsetzen. Es bedarf natürlich Übung, die optimalen Geschichten zu formulieren.

Tipp 1: Um seine eigene Fantasiereise zu erzählen, darf man sich zuerst überlegen, wie diese Reise enden soll. Welche Wirkung soll sie auf Ihr Kind übertragen? Bei der Verarbeitung von Gefühlen sind verschiedene Erzählungen sinnvoll, Naturkräfte oder Dinge, vor denen Kinder sich fürchten können, sollen die Grundlage bilden. Darf es eine Entspannung sein, dann ist es hilfreich, dem Kind Elemente zur Entspannung zu bieten. Die Natur bildet die Grundlage dafür.

Tipp 2: Versuchen Sie, die Umgebung der Geschichte so umfassend wie nur möglich zu beschreiben. Dabei spielt es eine enorme Rolle, Details zu benennen. Ein Beispiel dafür ist das grüne Gras, welches kniehoch ist.

Tipp 3: Achten Sie darauf, Ruhe zu vermitteln, wenn die Geschichte entspannend sein soll. „Du atmest tief durch und spürst die Ruhe in dir aufsteigen." Dieser oder ähnliche Sätze vermitteln die Atmosphäre in der Geschichte. Emotionen zu beschreiben ist in den Geschichten enorm wichtig.

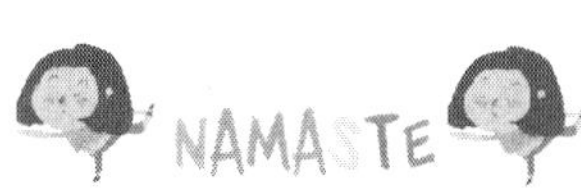

Kapitel 5: Einschlafhilfen für Kinder

Ist das Einschlafen bei Ihnen in der Familie ein Problem? Dann geht es Ihnen wie vielen anderen Familien. Sobald die Zeit für die Abendruhe gekommen ist, scheinen Kinder wie ausgewechselt zu sein. Die Gründe dafür sind vielseitig. Doch als Eltern hat man das Gefühl, die eigenen Kinder hätten die Batterien innerhalb weniger Sekunden aufgeladen. Um Ihren Kindern eine angenehme Nachtruhe zu bieten, sind die nachfolgenden Tipps und Tricks ratsam.

Die Einschlafhilfen sind natürlich kein Allerheilmittel, aber sie schwächen die aufreibenden Abendstunden ab.

Warum schlafen Kinder schlecht ein?

Ich habe Hunger, ich habe Durst oder ich bin nicht müde. Klassische Ausreden von Kindern, die einfach nicht in die Nachtruhe gehen möchten. Fast alle Kinder haben in ihrer Entwicklung Phasen, in denen sie Probleme beim Einschlafen haben. Oftmals sind das aber wirklich nur Phasen, die mit den nachfolgenden Kapiteln gut überstanden werden können. Wichtig ist herauszufinden, warum Kinder schlecht einschlafen.

Die Ursachen sind vielseitig und können von aufregenden Erlebnissen herrühren oder von einer fehlenden Auslastung des Kindes. Hat Ihr Kind eine aufregende Zeit hinter sich, die positiv, aber auch negativ ausgerichtet sein kann, dann ist es durchaus möglich, dass die abendliche Ruhe gestört wird. Kinder haben, wie auch Erwachsene, das Bedürfnis, diese Erlebnisse zu verarbeiten. Wenn Ereignisse des Tages auszuschließen sind, dann kann es durchaus sein, dass Kinder nicht ausreichend ausgelastet sind. Fehlt einem Kind die körperliche Belastung, ist es am Abend vermutlich nicht erschöpft genug. Ein ähnliches Phänomen kann man beim Mittagschlaf erleben.

NAMASTE

Schlafen Kinder nach dem Mittag zu lange ist es möglich, dass Ihr Kind am Abend noch nicht müde genug ist, um zu schlafen.

Eine andere Ursache kann das Problem der Trennung der Eltern darstellen. In diesem Fall leiden Kinder unter der Trennung der Eltern am Abend. Kinder haben Angst, etwas zu verpassen, nicht mitreden zu können oder fühlen sich in diesem Moment ausgeschlossen. Diese Problematik zeigt sich meist bei Filmabenden oder, wenn Besuch da ist. Machen die Eltern jedoch am Abend langweilige Sachen, fällt es den Kindern leichter ins Bett zu gehen.

Die meisten Schlafprobleme finden im Alter zwischen 3 und 4 Jahren statt.

Was kann beim Einschlafen helfen?

Um dem eigenen Kind trotzdem eine angenehme Nachtruhe vermitteln zu können, sind verschiedene Mittel anzuwenden. Die wichtigsten Tipps habe ich in diesem Abschnitt zusammengefasst. Sie sollten in die Abendstunden eingebaut werden. Wichtig ist natürlich, dass schon der Tagesablauf den Abend bestimmt. Wenn Ihr Kind sich ausreichend körperlich auslasten konnte, beispielsweise auf dem Spielplatz, fällt es ihm am Abend leichter, ins Bett zu gehen. Wichtig ist es, dem eigenen Kind die Möglichkeit zu geben, sich auf den Abend vorzubereiten. Durch Entspannungsübungen oder eine Yogastunde lässt sich das leichter umsetzen.

Abendrituale

Abendrituale sind eine willkommene Abwechslung und bieten Ihrem Kind die Möglichkeit, sich auf den Abend und auf die Nachtruhe vorzubereiten. Es ist wichtig, dass Sie gemeinsam mit Ihrem Kind ein solches Ritual finden.

NAMASTE

Yoga kann ein Teil dessen sein. Ebenso bedeutsam für Ihr Kind ist, dass sich dieses Ritual wiederholt.

Schöne Momente ergeben sich beispielsweise, wenn sie gemeinsam im Bett mit Ihrem Kind über den Tag sprechen. Auch das Lesen einer Geschichte ist hilfreich.

Lüften

Das Lüften dient dazu, die optimale Schlafatmosphäre zu schaffen. Mit frischer Luft können wir entsprechend schneller in einen sanften Schlaf finden. Der Grund ist die Sauerstoffsättigung in der Luft. Aber auch die Temperatur kann einen Beitrag dazu leisten. Ist es zu warm, hat der Körper Probleme, in den Schlaf zu kommen. Die frische Luft steigert die Schlafqualität und schafft ein angenehmes Klima, um schneller den erholsamen Schlaf zu finden.

Gerüche (Aromatherapie)

Das Thema Geruch hatten wir bereits beim Yoga, um die optimale Atmosphäre zu schaffen. Bei der Anwendung dieses Tipps sollten Sie darauf achten, dass nicht jeder Geruch perfekt zur Entspannung und Erholung passt. Unsere Natur bietet verschiedene Wirkstoffe, welche sich beruhigend auf den Körper auswirken.

Einer dieser Wirkstoffe ist Lavendel. Kamille, Hopfen oder Melisse sind ebenso wirksam. Anzuwenden als Duftlampe oder als Kräuterkissen unter dem Kopfkissen sorgen die Düfte für Erholung und Gelassenheit und begleiten Ihr Kind in den Schlaf.

Melodien (Klänge, Einschlafmelodie)

Musik kann dazu beitragen, sich zu entspannen. Das ist wissenschaftlich mehrfach bewiesen worden. Sich am Abend gemeinsam ein Lied anzuhören oder diese Melodie bis zum Einschlafen laufen zu lassen, sorgt für Gelassenheit und Ruhe. Es ist wichtig, Melodien und Klänge mit einer ruhigen Klangfolge zu nutzen.

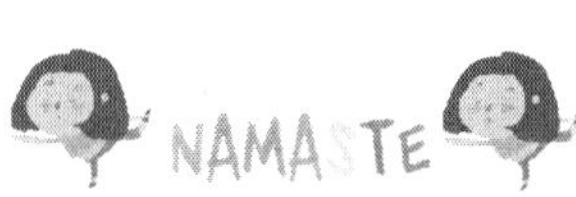

Naturgeräusche oder auch Klänge aus den Streichinstrumenten können dabei die passende Grundlage darstellen.

Feste Zeiten

Feste Zeiten sind für den Schlaf und die Begleitung in den Schlaf wichtig. Der Körper hat einen Bio-Rhythmus, der sich entsprechend schnell anpassen lässt.

Gehen Kinder immer wieder zu gleichen Zeit ins Bett, dann entsteht eine Routine und der Körper gewöhnt sich an diese Schlafphasen. Heißt, dass sich Ihr Kind zur entsprechenden Zeit schneller und einfacher hinlegen lässt. Es hat nicht die Angst, etwas zu verpassen, wenn es gewohnt ist, sich entsprechend seiner Rituale ins Bett zu legen.

Was sollten Sie beim Einschlafen vermeiden?

Es gibt einige Dinge, die man vor dem Schlafengehen vermeiden sollte. Das gilt nicht nur für Kinder und Teenager, sondern eben auch für Sie. Durch die Nichteinhaltung dieser Tipps kann es schnell zu einem unruhigen und belastenden Schlaf kommen, der kein Erholungspotenzial mehr bildet. Verzichten sollten Sie und auch Ihr Kind auf fettiges und schweres Essen. Ein Schnitzel vor dem Zubettgehen ist nicht ratsam, denn der Körper schafft es nicht zur Ruhe zu kommen. Der Grund sind die Verdauungsprozesse, die dann während der Nacht stattfinden. Koffein am Abend ist ebenso schädlich, insbesondere für Kinder. Deswegen sollte der Schluck Cola am Abend vermieden werden.

Koffein hat den Nachteil, dass es den Körper aufputscht und somit für mehr Aktivität sorgt. Ein dritter Rat geht an die Eltern, welche mit Helligkeit schlafen. Kinder brauchen eine gewisse Dunkelheit, damit der Körper signalisiert bekommt, dass es Nacht ist. Dadurch aktivieren wir alle unseren biologischen Rhythmus.

Finger weg vom Tablet oder dem Handy. Beide Endgeräte, ebenso wie der Fernseher, lösen blaues Licht aus. Dieses signalisiert dem Körper Helligkeit und ist vergleichbar mit Sonnenlicht. Demnach ist der Organismus angehalten wach zu bleiben, was den Schlaf beeinflussen kann.

Wichtige Yoga-Übungen zum Einschlafen

Nachfolgend möchte ich Ihnen als Eltern noch einige Yoga-Übungen für den besseren Schlaf vermitteln. Insgesamt lassen sich 4 Yoga-Übungen finden, die Kinder nachmachen können.

1. Apana Pose

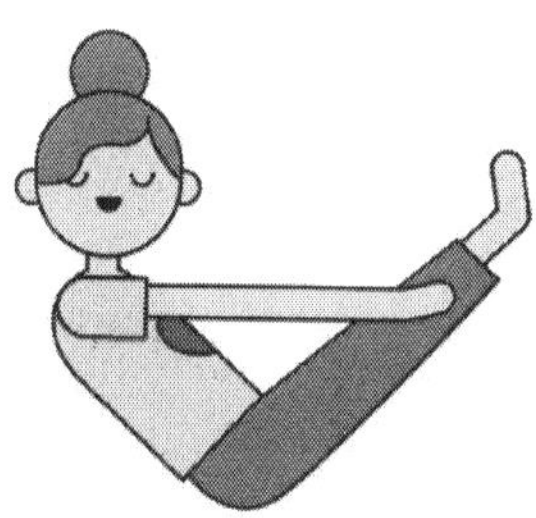

Hiernach die Knie anziehen.

1. Legen Sie sich flach auf den Rücken und ziehen die Beine und die Knie an den Kopf.
2. Heben Sie den Kopf von der Matte und bringen Sie die Stirn zu den Knien.
3. Legen Sie die Arme um die Beine und verharren Sie in dieser Position.

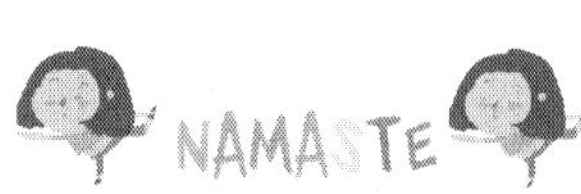

2. Easy Forward Bend

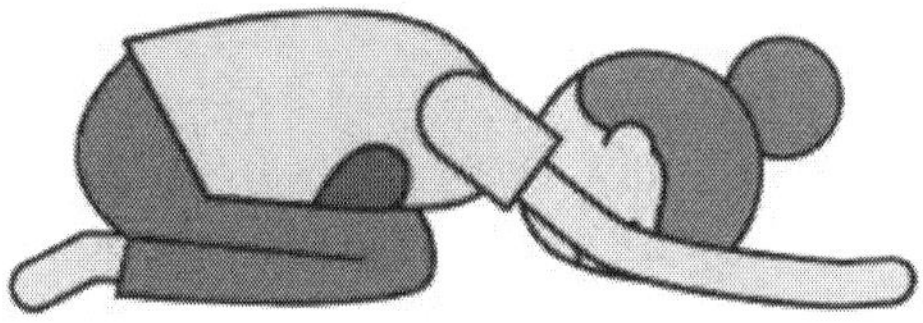

Diese Pose, jedoch im Schneidersitz.

1. Setzten Sie sich im Schneidersitz auf eine Matte.
2. Strecken Sie die Arme nach oben hinweg und senken Sie den Oberkörper Richtung Boden.
3. Die Stirn legen Sie auf den Boden ab und bleiben einige Sekunden liegen.

3. Balasana

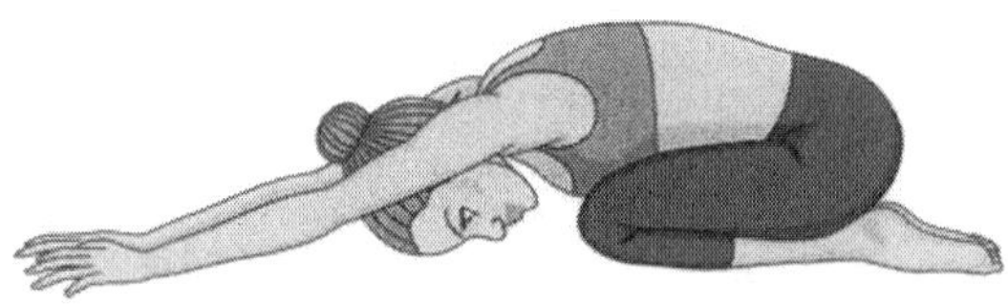

Auf die Atmung achten.

1. Knien Sie sich auf die Matte und setzten Sie sich auf die Fersen.
2. Die Knie werden schulterbreit geöffnet.
3. Senken Sie nun den Oberkörper nach vorne und legen Sie die Stirn auf die Matte.
4. Die Arme strecken Sie am Körper nach hinten weg.

4. Supta Baddha Konasana

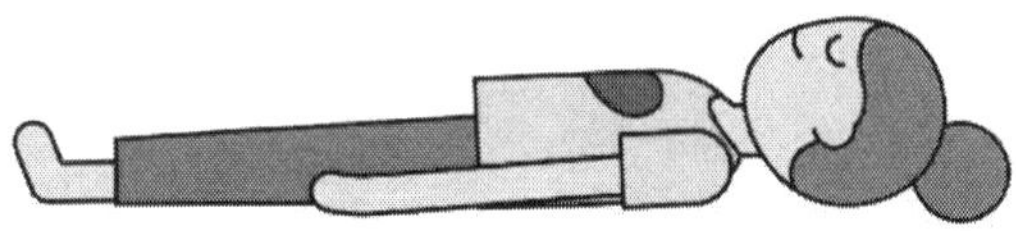

Mit dieser Ausgangsposition starten.

1. Legen Sie sich auf den Rücken.
2. Führen Sie die Fußsohlen aneinander. Die Knie senken Sie zur Seite.
3. Die Hände werden seitlich abgesteckt.

Je intensiver das Stretching ist, desto leichter entspannt sich der Körper. Das Stretching erreichen Sie durch die Abwärtsbewegung der Knie in der vorliegenden Position.

Schlussworte

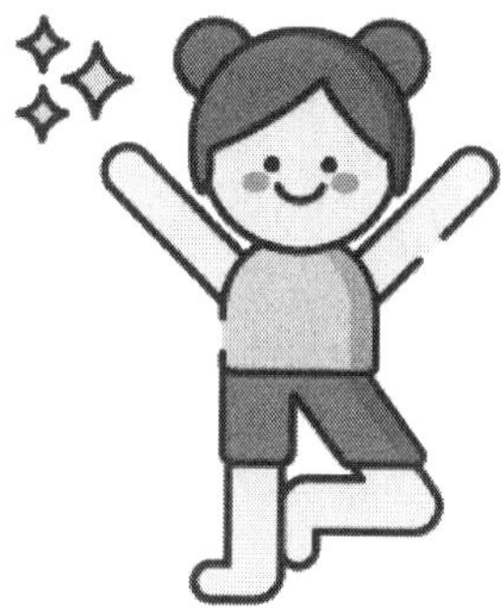

Los geht`s.

Ich wünsche Ihnen und Ihrem Kind viel Freude mit diesen Yoga-Übungen und Tipps. Tauchen Sie in die neue Welt ein und erfahren Gute-Nacht-Yoga für Kinder.

Ihre Nina Weick

Haftungsausschluss

Die Umsetzung aller enthaltenen Informationen, Anleitungen und Strategien dieses Werkes erfolgt auf eigenes Risiko. Für etwaige Schäden jeglicher Art kann der Autor aus keinem Rechtsgrund eine Haftung übernehmen. Für Schäden materieller oder ideeller Art, die durch die Nutzung oder Nichtnutzung der Informationen bzw. durch die Nutzung fehlerhafter und/oder unvollständiger Informationen verursacht wurden, sind Haftungsansprüche gegen den Autor grundsätzlich ausgeschlossen. Ausgeschlossen sind daher auch jegliche Rechts- und Schadenersatzansprüche. Dieses Werk wurde mit größter Sorgfalt nach bestem Wissen und Gewissen erarbeitet und niedergeschrieben. Für die Aktualität, Vollständigkeit und Qualität der Informationen übernimmt der Autor jedoch keinerlei Gewähr. Auch können Druckfehler und Falschinformationen nicht vollständig ausgeschlossen werden. Für fehlerhafte Angaben vom Autor kann keine juristische Verantwortung sowie Haftung in irgendeiner Form übernommen werden.

Urheberrecht

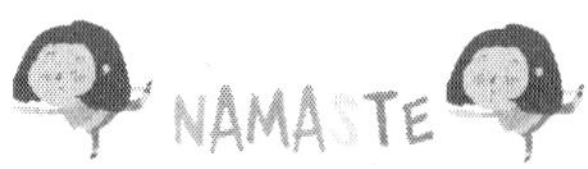

Impressum

© Nina Weick

2022

1. Auflage

Kontakt: NiCe Publishing Consulting GmbH

Sebastian-Furck-Straße 17

Kastellaun Deutschland 56288

Fotos: u.a. Pixabay

Kontakt Design & Gestaltung: deinbook2go@gmail.com & 0171 7030337

D 2Go

Book Design & Cover by DeinBook2Go | Literatur – Design – Marketing

Printed in Poland
by Amazon Fulfillment
Poland Sp. z o.o., Wrocław

87364624R00069